Infermiera

di Cardiologia

La guida completa

SILVIA REALI

Indice dei contenuti

Introduzione   11

- Il ruolo essenziale dell'infermiera di   12
  cardiologia.

- Breve presentazione della cardiologia: 13
  le sue sfide e i suoi progressi.

**Capitolo 1: Anatomia e fisiologia del   17
cuore**

- Il cuore: struttura e funzione.   18

- Patologie cardiache maggiori: angina   19
  pectoris, insufficienza cardiaca,
  infarto.

- I principali sintomi da riconoscere.   22

**Capitolo 2: Il lavoro quotidiano   25
dell'infermiera di cardiologia**

- L'importanza di osservare e ascoltare.   26

- Gestire le emergenze.   27

- Monitoraggio dei pazienti stabilizzati: 30
  tecniche e suggerimenti.

**Capitolo 3: Tecniche e procedure di   33
cardiologia**

- L'elettrocardiogramma: produzione e interpretazione. 34

- Assistenza post-intervento: dopo un intervento chirurgico al cuore, un'angioplastica, ecc. 36

- Tecniche di rianimazione cardiopolmonare. 38

Capitolo 4: Farmaci e trattamenti cardiaci 41

- Le principali classi di farmaci: beta-bloccanti, anticoagulanti, statine. 42

- Somministrazione e monitoraggio degli effetti collaterali. 44

- L'importanza dell'educazione del paziente. 46

Capitolo 5: Comunicare con il paziente cardiopatico 49

- Annunciare una diagnosi: tecniche e raccomandazioni. 50

- Educazione terapeutica: dare ai pazienti le chiavi della prevenzione. 52

- Prendere in considerazione la dimensione psicologica: gestire l'ansia, lo stress e la depressione. 54

Capitolo 6: Sfide etiche e professionali 57

- Supporto alla fine della vita in cardiologia. 58

- Lavoro di squadra: lavorare con medici, infermieri, ecc. — 60

- Gestione dello stress e del carico di lavoro. — 62

Capitolo 7: Formazione continua e prospettive future — 67

- Possibili specializzazioni: ritmologia, cardiochirurgia. — 68

- L'importanza di aggiornare regolarmente le conoscenze. — 70

- Innovazioni in cardiologia: l'assistenza di domani. — 72

Capitolo 8: Benessere del paziente e autogestione — 75

- Incoraggiare l'attività fisica adattata — 76

- Dieta e nutrizione cardiosalutare — 78

- Gestire il fumo, l'alcol e altri fattori di rischio — 80

Capitolo 9: Salute globale e cardiologia — 83

- Confronto tra le pratiche cardiache in diversi Paesi — 84

- L'infermiera di cardiologia nel contesto delle crisi sanitarie globali — 86

- Cooperazione e scambi internazionali — 88

Capitolo 10: Le implicazioni del cambiamento climatico per la salute del cuore   91

- Capire l'impatto dei disastri naturali sui pazienti cardiopatici   92

- Promuovere pratiche sostenibili nei reparti di cardiologia   94

Capitolo 11: Approcci alternativi e complementari in cardiologia   97

- Esplorazione di terapie alternative come l'agopuntura, la meditazione, ecc.   98

- Integrazione di queste terapie in un piano di cura complessivo   100

Conclusione   103

- Le ricompense e le sfide dell'essere un'infermiera di cardiologia.   104

- L'importanza della passione e dell'impegno in questa specialità medica.   105

Glossario dei termini medici.   108

Risorse aggiuntive: libri, siti web, associazioni professionali.   110

« *Il cuore, molto più di una semplice pompa, è il crocevia dove la scienza incontra l'anima e dove ogni secondo può fare la differenza.* »

INTRODUZIONE

Il ruolo essenziale di l'infermiera di cardiologia

La cardiologia, la branca specialistica della medicina dedicata al cuore e alle sue patologie, è un campo in costante evoluzione. Con i progressi della tecnologia e della ricerca medica, la gestione delle patologie cardiache si è notevolmente evoluta. Al centro di questa cura c'è l'infermiera di cardiologia, un pilastro essenziale per garantire un'assistenza di qualità ai pazienti cardiopatici.

- **Il primo contatto con il paziente**: spesso è l'infermiera la prima persona che il paziente vede quando arriva in un'unità di cardiologia. Che si tratti di un consulto programmato, di un ricovero o di un'emergenza cardiaca, l'infermiera è la prima persona a valutare le condizioni del paziente, a rassicurarlo e a prepararlo per gli esami o i trattamenti futuri.
- **Monitoraggio continuo**: i pazienti cardiologici richiedono un monitoraggio costante, visti i rischi potenziali associati alle loro patologie. Gli infermieri di cardiologia sono specificamente formati per rilevare qualsiasi segno di deterioramento o complicazione, come aritmie cardiache, insufficienza cardiaca o complicazioni post-operatorie.
- **Gestire il trattamento e i farmaci**: Oltre al monitoraggio, l'infermiera è anche responsabile della somministrazione di farmaci, che spesso sono vitali per il paziente cardiopatico. Ciò richiede una conoscenza approfondita dei vari farmaci, delle loro interazioni, dei dosaggi appropriati e dei possibili effetti collaterali.
- **Educazione e consulenza**: un elemento chiave del recupero e della prevenzione in cardiologia è l'educazione del paziente. Gli infermieri svolgono un ruolo cruciale nel consigliare i pazienti sui

cambiamenti dello stile di vita, nel renderli consapevoli dell'importanza dei farmaci o nell'insegnare loro a riconoscere i segnali d'allarme di un problema cardiaco.

• **Collaborazione interprofessionale**: gli infermieri di cardiologia non lavorano da soli. Lavorano a stretto contatto con cardiologi, cardiochirurghi, tecnici di laboratorio, fisioterapisti e altri professionisti sanitari. Questa collaborazione assicura un'assistenza olistica al paziente, in cui ogni aspetto della cura del paziente viene pianificato ed eseguito meticolosamente.

• **Sostegno emotivo**: ricevere una diagnosi di cardiopatia può essere sconvolgente. L'infermiere è spesso il principale sostegno emotivo per il paziente e la sua famiglia, offrendo conforto, ascolto e rassicurazione durante il processo di cura.

L'infermiera di cardiologia è molto più di una semplice esecutrice di compiti medici. È il guardiano vigile della salute del cuore, il confidente del paziente, l'educatore, il coordinatore delle cure e il collegamento essenziale tra il paziente e il team medico. Nel mondo complesso e in costante evoluzione della cardiologia, il loro ruolo è assolutamente essenziale.

Breve introduzione alla cardiologia : le sue sfide e i suoi progressi

La cardiologia è la branca della medicina che studia il cuore, il suo funzionamento e le sue malattie. Si occupa anche dei vasi sanguigni e della circolazione del sangue. Con l'evoluzione delle conoscenze mediche, delle tecnologie e dei trattamenti, la cardiologia ha subito profondi cambiamenti, pur affrontando sfide costanti.

13

1. Storia della cardiologia
   - Fin dall'antichità, il cuore è stato riconosciuto come un organo vitale, simbolo della vita stessa. Nel corso dei secoli, lo studio anatomico e funzionale del cuore si è evoluto, portando a una migliore comprensione della sua fisiologia.
   - Lo stetoscopio, inventato all'inizio del XIX secolo da René Laennec, ha segnato una svolta nella diagnosi delle malattie cardiache, rendendo possibile l'ascolto diretto dei suoni del cuore.

2. I principali progressi della cardiologia
   - **Imaging medico**: l'invenzione di tecniche come l'ecocardiografia, la risonanza magnetica cardiaca e la scintigrafia cardiaca ha rivoluzionato la diagnosi, fornendo immagini dettagliate del cuore in azione.
   - **Interventi chirurgici**: le tecniche chirurgiche si sono evolute da procedure invasive a interventi meno invasivi, come la chirurgia cardiaca minimamente invasiva o lo stenting.
   - **Trattamenti farmacologici**: la comparsa di nuovi farmaci ha trasformato la gestione delle malattie cardiache, riducendo la mortalità e migliorando la qualità di vita dei pazienti.
   - **Ritmologia**: sono stati fatti progressi nella comprensione e nel trattamento delle aritmie cardiache con dispositivi come pacemaker e defibrillatori impiantabili.

3. Sfide attuali in cardiologia
   - **Malattie cardiache e stile di vita**: l'aumento delle malattie cardiache legate allo stile di vita, come l'ipertensione, l'obesità e il diabete, rappresenta una sfida importante. La prevenzione e l'educazione sono essenziali per invertire questa tendenza.
   - **Disuguaglianze nell'assistenza**: garantire un accesso equo a trattamenti, procedure e formazione

all'avanguardia per la salute del cuore rimane una sfida, in particolare nelle regioni remote o sottosviluppate.

- **Ricerca e sviluppo**: Sebbene siano stati fatti enormi progressi, è necessaria una ricerca continua per comprendere meglio le malattie cardiache, sviluppare nuovi trattamenti e migliorare i metodi esistenti.

La cardiologia è un campo della medicina in costante evoluzione, che affronta sfide contemporanee che richiedono soluzioni innovative, maggiore consapevolezza e collaborazione interdisciplinare. La confluenza di tecnologia, ricerca e determinazione umana, tuttavia, fa sperare in progressi ancora più notevoli in futuro.

Capitolo 1

ANATOMIA E FISIOLOGIA DEL CUORE

Il cuore: struttura e funzione.

Il cuore è uno degli organi più vitali del corpo umano e agisce come una pompa per far circolare il sangue in tutto il sistema circolatorio. Questa circolazione continua porta ossigeno e nutrienti ai tessuti ed elimina i prodotti di scarto del metabolismo. Ecco un'esplorazione della complessa struttura del cuore e delle sue funzioni essenziali.

1. Anatomia del cuore

a. Camere cardiache: il cuore è diviso in quattro camere principali:

- **Auricole**: Sono le camere superiori del cuore. L'atrio destro riceve il sangue povero di ossigeno dal corpo, mentre l'atrio sinistro riceve il sangue ossigenato dai polmoni.
- **Ventricoli**: sono le camere inferiori. Il ventricolo destro pompa il sangue ai polmoni per l'ossigenazione, mentre il ventricolo sinistro lo pompa in tutto il corpo.

b. Valvole cardiache: regolano il flusso del sangue attraverso il cuore, assicurando che scorra in una sola direzione. Ci sono quattro valvole principali:

- **Valvola tricuspide**: tra l'atrio destro e il ventricolo destro.
- **Valvola polmonare**: all'uscita del ventricolo destro.
- **Valvola mitrale (o bicuspide):** tra l'atrio sinistro e il ventricolo sinistro.
- **Valvola aortica**: all'uscita del ventricolo sinistro.

c. Il miocardio: si tratta del tessuto muscolare spesso del cuore, che permette al cuore di contrarsi.

d. Vasi: entrano ed escono dal cuore, permettendo al sangue di circolare.

- **Vene**: le vene principali sono le vena cava (superiore e inferiore), che riportano il sangue povero di ossigeno all'atrio destro.

- **Arterie**: l'aorta trasporta il sangue ossigenato dal ventricolo sinistro al resto del corpo, mentre le arterie polmonari trasportano il sangue povero di ossigeno dal ventricolo destro ai polmoni.

2. Funzione del cuore

a. La pompa cardiaca: il cuore funziona come una doppia pompa. Il lato destro del cuore (atrio destro e ventricolo destro) pompa il sangue ai polmoni, dove viene ossigenato. Il lato sinistro (atrio sinistro e ventricolo sinistro) riceve questo sangue ossigenato e lo pompa in tutto il corpo.

b. Ritmo cardiaco: è regolato dal sistema di conduzione elettrica del cuore. Il nodo seno-atriale, situato nell'atrio destro, genera impulsi elettrici che innescano la contrazione degli atri, seguiti dai ventricoli.

c. Scambio di ossigeno e nutrienti: Il cuore assicura la circolazione del sangue in tutto il corpo, consentendo lo scambio di ossigeno, nutrienti e prodotti metabolici di scarto tra il sangue e i tessuti.

In breve, il cuore è una struttura complessa ma efficace che assicura la sopravvivenza dell'organismo mantenendo una circolazione sanguigna costante. La sua salute e il suo corretto funzionamento sono fondamentali per la vita di ogni individuo.

Patologie cardiache maggiori: angina pectoris, insufficienza cardiaca, attacco cardiaco.

Il sistema cardiovascolare è essenziale per la sopravvivenza e il benessere di un individuo. Tuttavia, può essere colpito da una serie di malattie che possono compromettere il suo funzionamento. Ecco tre delle principali malattie cardiache, le loro cause, i sintomi e i trattamenti.

1. Angina pectoris (o angina)

a. Definizione: dolore o fastidio avvertito nel petto, generalmente causato da una riduzione dell'apporto di ossigeno al muscolo cardiaco a causa dell'ostruzione o dello spasmo delle arterie coronarie.

b. Sintomi :
- Dolore al petto, spesso descritto come una pressione o una stretta.
- Il dolore può irradiarsi al braccio, alla mascella, al collo o alla schiena.
- Respiro corto.
- Nausea, sudorazione.

c. Cause :
- Aterosclerosi (restringimento delle arterie coronarie a causa dei depositi di placca).
- Spasmo coronarico.

d. Trattamento :
- Farmaci vasodilatatori come la nitroglicerina.
- Beta-bloccanti o calcio-antagonisti.
- Procedure come l'angioplastica per aprire le arterie bloccate.

2. Insufficienza cardiaca

a. Definizione: una condizione in cui il cuore non è in grado di pompare il sangue in modo sufficientemente efficiente per soddisfare le esigenze dell'organismo.

b. Sintomi :
- Respiro corto (a riposo o durante lo sforzo).
- Stanchezza.
- Edema (gonfiore) delle gambe, delle caviglie e dei piedi.
- Battito cardiaco irregolare.
- Aumento del bisogno di urinare di notte.

c. Cause :
- Infarto miocardico.
- Pressione sanguigna alta.
- Malattie della valvola cardiaca.
- Cardiomiopatie (malattie del muscolo cardiaco).

d. Trattamento :
- Farmaci come diuretici, beta-bloccanti, inibitori dell'enzima di conversione dell'angiotensina (ACE) o antagonisti del recettore dell'angiotensina II.
- Dieta a basso contenuto di sale.
- Esercizio fisico moderato.
- Dispositivi impiantabili o interventi chirurgici per i casi gravi.

3. Infarto miocardico (attacco di cuore)

a. Definizione: un attacco cardiaco si verifica quando un segmento del muscolo cardiaco non riceve più ossigeno sufficiente a causa dell'occlusione di un'arteria coronarica, con conseguente morte di questo segmento.

b. Sintomi :
- Dolore intenso al centro del petto.
- Il dolore si irradia al braccio, alla mascella o alla schiena.
- Respiro corto.
- Nausea, vomito.
- Sudorazione.
- Pallore.

c. Cause :
- Aterosclerosi.
- Trombosi coronarica (coagulo di sangue in un'arteria coronaria).
- Spasmo coronarico.

d. Trattamento :
- Trombolitici per sciogliere i coaguli.
- Angioplastica d'emergenza.
- Bypass coronarico.
- Farmaci per ridurre i fattori di rischio e prevenire un altro attacco cardiaco.

È fondamentale riconoscere i sintomi di queste condizioni il prima possibile e consultare tempestivamente un medico. La prevenzione, attraverso uno stile di vita sano e la gestione dei fattori di rischio, rimane il miglior approccio alle malattie cardiache.

I principali sintomi da riconoscere.

Le malattie cardiovascolari possono presentare una serie di sintomi, alcuni sottili e altri più evidenti. Riconoscere questi segnali precoci è fondamentale, perché un intervento tempestivo può fare la differenza tra la vita e la morte, o tra un recupero completo e un danno permanente. Ecco i principali sintomi associati alle malattie cardiache a cui prestare attenzione:

- Dolore al petto (angina) :
  - Può avvertire una pressione, una stretta, un bruciore o una pesantezza nel petto.
  - Può essere innescata da uno sforzo fisico o da una situazione stressante e spesso è alleviata dal riposo o dalla nitroglicerina.

- Dolore radiante :
  - Il dolore può diffondersi dal petto alle spalle, alle braccia (spesso il braccio sinistro), al collo, alla mascella, alla schiena o allo stomaco.
- Respiro corto :
  - Difficoltà a respirare o sensazione di mancanza d'aria, soprattutto quando si fa uno sforzo o ci si sdraia.
  - Può essere associato a insufficienza cardiaca o altre condizioni cardiache.
- Edema :
  - Gonfiore dei piedi, delle caviglie, delle gambe o dell'addome causato da un accumulo di liquidi, spesso legato all'insufficienza cardiaca.

- Stanchezza :
  - Una sensazione di debolezza o di esaurimento costante che non può essere spiegata dall'iperattività o da altre cause.
- Palpitazioni :
  - Sensazione che il cuore stia battendo troppo velocemente, saltando i battiti o battendo in modo irregolare.
- Sincope o vertigini :
  - Perdita di coscienza o sensazione di vertigine, a volte dovuta a battito cardiaco irregolare o altri problemi cardiaci.
- Sudori freddi :
  - Sudorazione eccessiva senza causa apparente, soprattutto se accompagnata da altri sintomi cardiaci.
- Nausea, vomito o indigestione:
  - Questi sintomi, soprattutto se associati al dolore al petto, possono indicare un attacco cardiaco.
- Aumento del bisogno di urinare di notte:
- Un bisogno più frequente di urinare di notte può essere un segno di insufficienza cardiaca.
- Tosse persistente o respiro affannoso:
- Una tosse che produce una schiuma bianca o rosa può essere un segno di insufficienza cardiaca.

È importante notare che tutti questi sintomi non significano necessariamente che una persona ha una malattia cardiaca, ma se sono nuovi, insoliti o peggiorano, è essenziale consultare un professionista sanitario. Inoltre, alcune persone, in particolare le donne, gli anziani e i diabetici, possono presentare sintomi atipici o impercettibili di cardiopatia.

Capitolo 2

LA VITA QUOTIDIANA DI L'INFERMIERA DI CARDIOLOGIA

L'importanza dell'osservazione e capacità di ascolto.

L'osservazione e l'ascolto sono due abilità fondamentali per tutti gli operatori sanitari, compresi quelli che lavorano in cardiologia. Queste abilità svolgono un ruolo essenziale nella diagnosi, nel trattamento e nella gestione complessiva del paziente. Ecco perché sono così cruciali:

1. Stabilire un rapporto di fiducia
   * **Ascolto attivo**: questo dà al paziente la sensazione di essere ascoltato e compreso. In questo modo si crea fiducia tra l'assistente e il paziente, che è essenziale per una comunicazione aperta e onesta.
   * **Osservazione attenta**: questo permette all'operatore sanitario di rilevare i segni non verbali di disagio o malessere, che potrebbero non essere espressi verbalmente dal paziente.

2. Accuratezza diagnostica
   * **Raccogliere informazioni**: ascoltando attentamente l'anamnesi, i sintomi e le preoccupazioni del paziente, il professionista può raccogliere informazioni essenziali per fare una diagnosi accurata.
   * **Individuare i sintomi più sottili**: l'osservazione le permette di riconoscere i sintomi che potrebbero passare inosservati durante l'esame fisico, come il pallore, la cianosi (azzurramento della pelle) o un sottile edema.

3. Pianificazione del trattamento
   * **Comprendere le esigenze e le preferenze del paziente**: L'ascolto ci aiuta a capire le preoccupazioni, le esigenze e le preferenze del paziente, rendendo più facile la pianificazione di un trattamento personalizzato e su misura.

- **Valutare la compliance**: osservando il comportamento del paziente e ascoltando il suo feedback, l'operatore sanitario può valutare in che misura il paziente segue e aderisce al trattamento prescritto.

4. Individuazione precoce delle complicazioni
- **Monitoraggio continuo**: un'osservazione attenta può aiutare a rilevare i cambiamenti nelle condizioni del paziente, consentendo un intervento precoce in caso di complicazioni.
- **Feedback del paziente**: I pazienti possono esprimere sintomi o preoccupazioni che non avrebbero menzionato durante la visita iniziale. L'ascolto attivo può aiutare a identificare questi problemi prima che diventino gravi.

5. Educazione e consapevolezza del paziente
- **Comprendere le preoccupazioni del paziente**: L'ascolto attivo aiuta a identificare le aree in cui il paziente potrebbe aver bisogno di maggiori informazioni o di supporto.
- **Osservare le reazioni**: osservando come il paziente reagisce a determinate informazioni, l'operatore sanitario può adattare il suo approccio educativo per soddisfare le esigenze specifiche del paziente.

L'osservazione e l'ascolto sono più che semplici capacità di comunicazione. Nel mondo della cardiologia, come in altri campi medici, sono essenziali per fornire un'assistenza centrata sul paziente, efficace e personalizzata per ogni individuo.

Gestire le emergenze.

Le emergenze cardiache sono tra le situazioni mediche più critiche, che richiedono un intervento rapido, efficace e ben coordinato. Una gestione appropriata delle emergenze può fare la differenza tra la vita e la morte, il pieno recupero e le sequele permanenti. Ecco come vengono generalmente gestite queste emergenze:

1. Riconoscimento e valutazione iniziale:
a. Smistamento di emergenza:
   - Non appena il paziente arriva, viene effettuata una valutazione rapida per determinare la gravità della situazione.
b. Valutazione vitale:
   - Controllare i segni vitali (pressione sanguigna, polso, respirazione, temperatura).
   - Monitoraggio ECG per identificare i ritmi cardiaci anomali.
c. Interrogazione rapida:
   - Raccogliere informazioni sui sintomi attuali, sulla storia medica, sui farmaci assunti e sulle allergie.

2. Stabilizzazione:
a. Percorsi di accesso:
   - Posizionamento di una linea venosa periferica per somministrare farmaci e liquidi.
b. Ossigenoterapia:
   - Fornitura di ossigeno tramite maschera o cannula nasale per aumentare la saturazione di ossigeno.
c. Farmaci:
   - Somministrazione di farmaci per alleviare il dolore, stabilizzare il ritmo cardiaco o dilatare le arterie coronarie.

3. Diagnosi:
a. Elettrocardiogramma (ECG):
   - Essenziale per diagnosticare l'infarto del miocardio e altri disturbi del ritmo.
b. Esami del sangue:
   - Esame dei marcatori cardiaci (come la troponina) per identificare i danni al muscolo cardiaco.

c. Radiografia del torace:
- Può essere eseguita per escludere altre cause di dolore toracico, come il pneumotorace.

d. Ecografia cardiaca:
- Per valutare la funzione cardiaca e identificare eventuali anomalie strutturali.

4. Intervento:

a. Rianimazione cardiopolmonare (RCP):
- In caso di arresto cardiaco.

b. Defibrillazione:
- Utilizzo di un defibrillatore in caso di ritmi cardiaci fatali.

c. Angioplastica e stenting:
- Nei casi di infarto miocardico, per ripristinare il flusso sanguigno nelle arterie bloccate.

d. Chirurgia:
- Come l'intervento di bypass coronarico, in situazioni in cui sono bloccate diverse arterie o se altri metodi non sono appropriati.

5. Monitoraggio e recupero:

a. Unità di terapia intensiva (ICU):
- I pazienti con emergenze cardiache possono essere ricoverati in terapia intensiva per un monitoraggio stretto e continuo.

b. Farmaci:
- Possono essere prescritti farmaci per prevenire altri eventi cardiaci, migliorare la funzione cardiaca e trattare i fattori di rischio.

c. Riabilitazione cardiaca:
- Programma supervisionato per aiutare i pazienti a tornare al loro precedente livello di attività.

6. Educazione e prevenzione:

- I pazienti ricevono informazioni sui cambiamenti dello stile di vita, sull'assunzione di farmaci, sul riconoscimento dei sintomi e sulla necessità di un monitoraggio regolare.

La gestione delle emergenze cardiache richiede una stretta collaborazione tra diversi specialisti, tra cui cardiologi, cardiochirurghi, infermieri specializzati, tecnici e molti altri. Una gestione tempestiva e coerente, basata su protocolli collaudati, è essenziale per garantire al paziente le migliori possibilità di sopravvivenza e di recupero.

Monitoraggio dei pazienti stabilizzati: tecniche e suggerimenti.

Il follow-up dei pazienti stabilizzati dopo un evento cardiaco è essenziale per garantire il pieno recupero, prevenire ulteriori eventi e gestire i fattori di rischio sottostanti. Ecco alcune tecniche e suggerimenti per un follow-up efficace:

1. Pianificare visite regolari:
   - **Frequenza degli appuntamenti: La** frequenza dei controlli dipende dalla gravità della cardiopatia e dalle raccomandazioni del cardiologo. Le visite iniziali possono essere più frequenti, per poi ridursi nel tempo.

2. Sorveglianza medica :
   - **Controlli regolari dell'ECG:** per monitorare eventuali irregolarità del ritmo cardiaco.
   - **Ecocardiografia:** viene utilizzata per monitorare la funzione e la struttura del cuore.
   - **Esami del sangue: sono** utili per monitorare i lipidi, la glicemia, la funzionalità renale ed epatica e altri indicatori rilevanti.

3. Gestione dei farmaci:
- **Organizzatori di pillole:** aiutano i pazienti a ricordare i loro farmaci quotidiani.
- **Tenere un diario dei farmaci:** questo può aiutare a monitorare gli effetti collaterali o a identificare i farmaci che devono essere modificati.
- **Consultazione regolare con un farmacista:** per rivedere i farmaci, discutere le possibili interazioni e ottimizzare la terapia farmacologica.

4. Educazione del paziente:
- **Fornire risorse scritte:** Opuscoli, libri e altre risorse possono aiutare i pazienti a capire la loro condizione.
- **Gruppi di sostegno:** possono offrire un luogo dove condividere le esperienze e imparare da altri pazienti.

5. Incoraggiare uno stile di vita sano:
- **Monitoraggio della dieta:** incoraggiare le consultazioni con un dietologo per elaborare un piano alimentare adeguato.
- **Programmi di riabilitazione cardiaca:** combinano l'esercizio fisico, l'educazione e il supporto per migliorare la salute del cuore.
- **Incoraggiare le persone a smettere di fumare:** offrire risorse e supporto alle persone che vogliono smettere di fumare.

6. Comunicazione :
- **Linee di comunicazione aperte: si assicuri** che il paziente sappia come e quando contattarla in caso di sintomi o preoccupazioni.
- **Uso della tecnologia: le** applicazioni o i portali per i pazienti possono aiutare nel monitoraggio, nella programmazione degli appuntamenti e nella comunicazione.

7. Valutazione psicologica :

- **Monitoraggio della salute mentale: gli** eventi cardiaci possono avere un impatto emotivo. Una valutazione regolare dell'umore e del benessere emotivo è essenziale.
- **Rinvio a uno psicologo o a uno psichiatra:** Per coloro che hanno bisogno di un aiuto supplementare per gestire lo stress, la depressione o l'ansia.

8. Coinvolgimento della famiglia :

- **Educazione della famiglia:** aiutare i familiari a comprendere le condizioni e le esigenze del paziente.
- **Coinvolgere i caregiver:** Se il paziente ha un accompagnatore, lo coinvolga nelle decisioni e nei piani di assistenza.

Suggerimento: è fondamentale personalizzare l'approccio al monitoraggio per ogni paziente. Alcuni possono richiedere un maggiore supporto, mentre altri possono essere più indipendenti. Il segreto del successo sta nella comunicazione aperta, nella formazione continua e nella stretta collaborazione tra il paziente, la famiglia e il team medico.

Capitolo 3

TECNICHE
E
PROCEDURE
CARDIOLOGICHE

Elettrocardiogramma :
direzione e interpretazione.

L'elettrocardiogramma (ECG) è uno strumento diagnostico essenziale in cardiologia, che registra l'attività elettrica del cuore per un periodo di tempo. Richiede una formazione specifica per essere eseguito e interpretato, ma ecco una panoramica semplificata per aiutarla a comprenderlo meglio.

1. Esecuzione dell'ECG
a. Preparare il paziente:
- Il paziente deve essere comodo, di solito sdraiato.
- La pelle viene pulita per garantire una buona conduzione.

b. Posizionamento degli elettrodi :
- 12 elettrodi vengono posizionati sul torso, sulle braccia e sulle gambe del paziente.
- Questi elettrodi rilevano gli impulsi elettrici generati dal cuore.

c. Registrazione :
- Il paziente deve rimanere fermo durante la registrazione.
- L'ECG traccia l'attività elettrica su carta millimetrata o su uno schermo digitale.

2. Interpretazione dell'ECG
a. Comprendere le onde :
- **Onda P:** rappresenta la depolarizzazione degli atri (contrazione).
- **Complesso QRS:** rappresenta la depolarizzazione dei ventricoli.
- **Onda T:** corrisponde alla ripolarizzazione dei ventricoli (rilassamento).

b. Frequenza cardiaca :
- Contando il numero di complessi QRS in un periodo di 10 secondi e moltiplicando per 6, si ottiene la frequenza cardiaca al minuto.

c. Analisi del ritmo:
- L'intervallo regolare tra i complessi QRS indica un ritmo cardiaco regolare.
- In caso contrario, il ritmo è irregolare.

d. Identificazione delle anomalie:
- **Infarto:** può essere suggerito da specifici innalzamenti o depressioni del segmento ST.
- **Ipertrofia ventricolare:** altera la forma e l'ampiezza delle onde.
- **Disturbi del ritmo:** come fibrillazione atriale, tachicardia ventricolare, ecc.

e. Intervallo PR e QT :
- Misurazione dall'inizio dell'onda P all'inizio del complesso QRS (PR) e dall'inizio del complesso QRS alla fine dell'onda T (QT).
- Questi intervalli possono indicare anomalie nella conduzione elettrica.

3. Importanza clinica
L'ECG può aiutare a diagnosticare diverse condizioni, come :
- Ischemia o infarto del miocardio.
- Disturbi del ritmo cardiaco.
- Ipertrofia ventricolare o atriale.
- Anomalie elettrolitiche.
- Effetti collaterali dei farmaci.

4. Limitazioni
- Sebbene l'ECG sia uno strumento prezioso, potrebbe non rilevare le anomalie intermittenti. Potrebbero essere necessari altri esami, come il monitor Holter (ECG di 24 ore).

- L'ECG fornisce un'istantanea. Deve essere interpretato nel contesto dei sintomi del paziente e degli altri esami.

L'ECG è un elemento fondamentale nella diagnosi cardiaca. La sua corretta esecuzione e l'interpretazione accurata sono fondamentali per fornire un'assistenza di qualità ai pazienti con patologie cardiache. Una formazione accurata è essenziale per gli operatori sanitari che utilizzano questo strumento.

Cura post-operatoria : dopo un intervento al cuore, angioplastica, ecc.

La fase post-intervento è fondamentale per il recupero del paziente dopo un intervento di cardiochirurgia. Una gestione appropriata può prevenire le complicazioni, promuovere un recupero rapido e garantire una riabilitazione efficace.

1. Assistenza post-operatoria al cuore (ad esempio, intervento di bypass coronarico)
a. Sorveglianza immediata :
- Monitoraggio continuo dei segni vitali (pressione sanguigna, polso, saturazione di ossigeno).
- Monitoraggio ECG per rilevare le irregolarità del ritmo.
- Gestione del dolore.
b. Gestione di drenaggi e sonde:
- Monitoraggio e svuotamento dei drenaggi toracici.
- Controllo del catetere urinario.
c. Mobilizzazione precoce:
- Incoraggi il paziente a sedersi, poi gradualmente a camminare.
- Esercizi di respirazione per prevenire le complicazioni polmonari.

d. Istruzione :
- Consigli sull'igiene della ferita.
- Gestione del dolore e dei farmaci.

2. Cura dopo l'angioplastica coronarica (con o senza stenting)

a. Monitoraggio del punto di inserimento :
- Controlli regolarmente la presenza di emorragie o ematomi.
- Assicuri una compressione adeguata.

b. Riposo a letto:
- Il paziente deve rimanere sdraiato per un determinato periodo, soprattutto se l'angioplastica è stata eseguita attraverso l'arteria femorale.

c. Idratazione :
- Incoraggiare il paziente a bere per eliminare il mezzo di contrasto utilizzato durante la procedura.

d. Istruzione :
- Informare sui segni di infezione o complicazioni.
- Spieghi l'importanza di assumere farmaci antiaggreganti.

3. Complicazioni da tenere d'occhio

a. Complicazioni cardiache :
- Aritmie.
- Ischemia o infarto.

b. Complicazioni polmonari :
- Atelettasia, polmonite, versamento pleurico.

c. Complicazioni legate alla ferita/incisione:
- Infezione.
- Emorragia.
- Ematoma.

d. Altre complicazioni:
- Insufficienza renale dovuta al mezzo di contrasto.
- Ictus o attacco ischemico transitorio (TIA).

4. Riabilitazione
a. Fisioterapia :
- Esercizi per rafforzare il muscolo cardiaco e migliorare la resistenza.
b. Nutrizione :
- Consultazione con un dietologo per una dieta adeguata.
c. Supporto emotivo :
- Molti pazienti provano sentimenti di depressione o ansia dopo un intervento al cuore. Il supporto psicologico può essere utile.
d. Educazione a uno stile di vita sano:
- Incoraggiare le persone a smettere di fumare, a fare esercizio fisico regolare e a seguire una dieta equilibrata.

La gestione post-intervento in cardiologia è multidimensionale e richiede un attento monitoraggio clinico, interventi medici appropriati, supporto emotivo ed educazione mirata del paziente. La collaborazione interprofessionale è fondamentale per garantire un recupero ottimale.

Tecniche di rianimazione cardiopolmonare.

La rianimazione cardiopolmonare (RCP) è una tecnica vitale utilizzata per salvare la vita di una persona che ha smesso di respirare e/o il cui cuore ha smesso di battere. Ecco una panoramica delle fasi e delle tecniche coinvolte nella RCP, anche se la formazione pratica da parte di professionisti è essenziale per acquisire queste abilità.
1. Riconoscere l'arresto cardiaco
a. Valutazione rapida della coscienza :
- Scuotere delicatamente la persona e gridare per verificare se è cosciente.

b. Controlli la respirazione:
- Se la persona non respira o respira in modo anomalo (ad esempio rantolando), avviare la rianimazione cardiopolmonare.

2. Chiamata di emergenza
a. Avvisi i servizi di emergenza:
- Se è da solo, chiami rapidamente i servizi di emergenza prima di iniziare la RCP.
- Se sono presenti altre persone, chieda a una di loro di farlo.

3. Rianimazione
a. Compressione toracica:
- Si inginocchi accanto alla persona.
- Posizioni il tallone della mano al centro del petto, poi l'altra mano sopra e intrecci le dita.
- Eseguire compressioni rapide e decise a una profondità di almeno 5 cm (per un adulto) a una velocità di almeno 100-120 compressioni al minuto.

b. Ventilazione (se addestrato a farlo) :
- Dopo 30 compressioni, somministrare 2 respiri.
- Inclinare la testa della persona all'indietro, sollevare il mento, stringere il naso e ventilare soffiando aria nella bocca finché il torace non si alza.

c. Continuazione:
- Continui il ciclo 30:2 fino all'arrivo dei soccorsi, alla ripresa della respirazione normale della vittima o all'esaurimento del soccorritore.

4. Defibrillazione
a. Uso di un defibrillatore automatico esterno (DAE) :
- Se è disponibile un DAE, lo apra e segua le istruzioni vocali o visive.
- Applicare gli elettrodi come indicato, assicurarsi che nessuno tocchi la vittima, quindi premere il pulsante di shock se il DAE lo consiglia.

5. Post-RCP

a. Se il paziente riprende conoscenza:
- Posizionare il paziente nella posizione di sicurezza laterale.
- Controlli regolarmente la sua respirazione.
- Rimanga con la persona fino all'arrivo dei soccorsi.

b. Se il paziente non riprende conoscenza:
- Continuare la rianimazione cardiopolmonare fino all'arrivo dei soccorsi o fino all'esaurimento del soccorritore.

6. Mantenimento delle competenze e formazione continua

È fondamentale frequentare regolarmente i corsi di formazione sulla RCP per mantenere le proprie competenze aggiornate, soprattutto in vista degli aggiornamenti periodici delle raccomandazioni.

La RCP è un'abilità vitale che può salvare la vita in caso di arresto cardiaco. Richiede una formazione pratica e regolare, in particolare sulle tecniche di compressione e ventilazione e sull'uso di un DAE. Le raccomandazioni possono variare da un'organizzazione all'altra e da una regione all'altra, quindi è fondamentale consultare le linee guida locali e seguire una formazione accreditata.

Capitolo 4

FARMACI E TRATTAMENTI CARDIACI

Le principali classi di farmaci: beta-bloccanti, anticoagulanti, statine.

Ogni classe di farmaci ha un'azione specifica sul sistema cardiovascolare. Svolgono un ruolo cruciale nel trattamento e nella prevenzione delle malattie cardiovascolari. Ecco una presentazione delle tre classi citate:

1. Beta-bloccanti
a. Meccanismo d'azione :
- I beta-bloccanti inibiscono i recettori beta-adrenergici, il che riduce la frequenza cardiaca e la forza di contrazione del cuore, riducendo così la richiesta di ossigeno da parte del miocardio.
b. Indicazioni principali :
- Ipertensione.
- Angina pectoris.
- Insufficienza cardiaca.
- Infarto post-miocardico.
- Aritmie.
c. Esempi di farmaci:
- Atenololo.
- Bisoprololo.
- Propranololo.
- Metoprololo.
d. Effetti collaterali comuni :
- Stanchezza.
- Bradicardia (rallentamento della frequenza cardiaca).
- Calo della pressione sanguigna quando si sposta in posizione eretta.
- Difficoltà a dormire, incubi.
- Estremità fredde.

2. Anticoagulanti

a. Meccanismo d'azione :
- Gli anticoagulanti impediscono la coagulazione del sangue interferendo con la cascata della coagulazione, riducendo così il rischio di formazione di coaguli.

b. Indicazioni principali :
- Fibrillazione atriale.
- Trombosi venosa profonda.
- Embolia polmonare.
- Prevenzione della trombosi dopo alcuni interventi (come la sostituzione della valvola cardiaca).

c. Esempi di farmaci:
- Warfarin (Coumadin).
- Eparina.
- Rivaroxaban (Xarelto).
- Apixaban (Eliquis).

d. Effetti collaterali comuni :
- Emorragia.
- Ematomi.
- Emorragia gastrointestinale.
- Anemia.

3. Statine

a. Meccanismo d'azione :
- Le statine inibiscono un enzima essenziale per la produzione di colesterolo da parte del fegato, riducendo così il livello di colesterolo LDL ('cattivo') nel sangue.

b. Indicazioni principali :
- Ipercolesterolemia.
- Prevenzione degli eventi cardiovascolari nei pazienti ad alto rischio.

c. Esempi di farmaci:
- Atorvastatina (Lipitor).
- Simvastatina (Zocor).
- Rosuvastatina (Crestor).
- Pravastatina (Pravachol).

d. Effetti collaterali comuni :
- Dolore muscolare.
- Aumento degli enzimi epatici.
- Disturbi digestivi.
- Rischio di diabete (raro).
-

Questi farmaci svolgono un ruolo essenziale nel trattamento delle malattie cardiovascolari. Tuttavia, la loro somministrazione richiede un attento monitoraggio a causa dei loro potenziali effetti collaterali e delle possibili interazioni farmacologiche. Una comunicazione efficace tra paziente, infermiera e medico è fondamentale per garantire un uso sicuro ed efficace di questi farmaci.

Amministrazione e supervisione effetti collaterali.

La somministrazione di farmaci e il monitoraggio dei loro effetti collaterali sono al centro del ruolo dell'infermiera di cardiologia. La somministrazione sicura richiede una conoscenza approfondita di ogni farmaco, mentre il monitoraggio consente di identificare e ridurre i rischi per il paziente.

1. Principi di somministrazione sicura dei farmaci
a. I cinque controlli corretti :
- Il paziente giusto: Controllare sempre il nome e la data di nascita.
- Il farmaco giusto: Si assicuri che il farmaco prescritto sia quello somministrato.
- La dose giusta: controlli la dose prescritta e la confronti con quella effettivamente somministrata.
- La via giusta: orale, endovenosa, sottocutanea, ecc.
- Il momento giusto: rispettare l'intervallo prescritto tra le dosi.

b. Tecnica di somministrazione:
- Assicurare la sterilità durante la somministrazione endovenosa.
- Verificare la presenza di controindicazioni o allergie note.
- Informi sempre il paziente di ciò che sta somministrando.

2. Monitoraggio degli effetti collaterali
a. Osservazioni comuni:
- Eseguire regolarmente i segni vitali.
- Si accerti che non vi siano emorragie o ematomi, in particolare con gli anticoagulanti.
- Controllare i livelli di dolore e disagio.
- Ascoltare le preoccupazioni e il feedback del paziente.
b. Test biologici:
- Per alcuni farmaci, possono essere necessari esami del sangue regolari, ad esempio per monitorare l'efficacia degli anticoagulanti o per controllare la funzionalità epatica con alcune statine.
c. Identificazione degli effetti collaterali:
- Ad esempio, i beta-bloccanti possono causare bradicardia. Se il paziente riferisce un'estrema stanchezza o vertigini, ciò può indicare un ritmo cardiaco troppo lento.
- Come già detto, le statine possono causare dolore muscolare.
d. Risposta agli effetti collaterali:
- Questo può andare dal semplice monitoraggio all'interruzione del farmaco, alla modifica della dose o al passaggio a un altro farmaco. Informi sempre il suo medico di qualsiasi effetto collaterale che nota.
e. Educazione del paziente:
- Informare i pazienti sui potenziali effetti collaterali, in modo che possano riconoscerli e segnalare eventuali problemi.

- Fornisca informazioni scritte, quando possibile, in modo che il paziente possa farvi riferimento in un secondo momento.

La corretta somministrazione dei farmaci e il monitoraggio degli effetti collaterali sono essenziali per garantire la sicurezza del paziente. L'infermiera svolge un ruolo centrale in questo senso, fungendo da intermediario tra medico e paziente e assicurando che il trattamento sia il più efficace e sicuro possibile. La comunicazione aperta con il paziente, l'educazione e l'osservazione attenta sono le chiavi di questa missione.

L'importanza dell'educazione del paziente.

L'educazione del paziente è una componente fondamentale dell'assistenza infermiera. In cardiologia, dove i pazienti devono spesso affrontare modifiche dello stile di vita, farmaci a lungo termine e un monitoraggio regolare, la comprensione e la partecipazione attiva del paziente sono essenziali per il successo del trattamento.

1. Ruolo centrale nella prevenzione e nella gestione
a. Comprendere la malattia:
- I pazienti informati hanno una migliore comprensione della natura della loro condizione, il che li aiuta ad accettare e seguire le raccomandazioni mediche.
b. Autogestione:
- I pazienti istruiti sono meglio equipaggiati per gestire da soli la loro condizione, in particolare riconoscendo i sintomi e comprendendo l'importanza di seguire il trattamento.

2. Aderenza al trattamento

a. Importanza dei farmaci:

- Un paziente informato capisce perché un farmaco viene prescritto, i suoi benefici, i suoi potenziali effetti collaterali e la necessità di assumerlo regolarmente.

b. Importanza del follow-up medico:

- L'educazione può sottolineare l'importanza di visite regolari al medico o di esami di follow-up per monitorare la progressione della malattia o l'efficacia del trattamento.

3. Cambiamenti dello stile di vita

a. Abitudini alimentari :

- I consigli su una dieta sana per il cuore possono aiutare a ridurre i fattori di rischio.

b. Esercizio :

- I pazienti informati comprendono l'importanza di un'attività fisica adatta alla loro condizione.

c. Cessazione del fumo e moderazione dell'alcol:

- L'educazione mette in evidenza i pericoli di certe abitudini e il modo in cui aggravano le malattie cardiache.

4. Ridurre l'ansia e aumentare la fiducia in se stessi

a. Partecipazione attiva al trattamento:

- I pazienti che comprendono la loro condizione e il trattamento sono spesso meno ansiosi e si sentono più padroni della situazione.

b. Comunicazione aperta:

- L'educazione incoraggia il dialogo tra pazienti e operatori sanitari, rafforzando la fiducia reciproca.

5. Preparazione alla dimissione e al follow-up

a. Autogestione a casa:

- L'educazione prepara i pazienti a gestire la loro condizione una volta dimessi dall'ospedale, sottolineando l'importanza della routine quotidiana, dei farmaci e di eventuali segnali di allarme.

b. Importanza dei gruppi di supporto:
- I pazienti possono essere informati dell'esistenza di gruppi di sostegno o di risorse comunitarie che possono aiutarli nel loro percorso.

L'educazione del paziente non è semplicemente la trasmissione di informazioni; è un processo che consente ai pazienti di prendere in mano la loro salute, di lavorare a stretto contatto con il loro team medico e di migliorare la loro qualità di vita. In cardiologia, data la natura spesso cronica della malattia, l'educazione gioca un ruolo fondamentale nel promuovere una vita sana e nel ridurre le riammissioni e le complicanze.

Capitolo 5

COMUNICAZIONE CON IL PAZIENTE CARDIOPATICO

Annuncio di una diagnosi : tecniche e raccomandazioni.

L'annuncio di una diagnosi, in particolare nel caso di una condizione grave o cronica, è una fase delicata e cruciale della relazione terapeutica. Il modo in cui questa informazione viene comunicata può avere un impatto duraturo sulla percezione che il paziente ha della sua malattia, sulla sua fiducia nell'équipe medica e sulla sua capacità di impegnarsi nel trattamento. Ecco alcune tecniche e raccomandazioni per questa fase delicata:

1. Preparazione alla pubblicità
a. Scegliere il momento e il luogo:
   - Si assicuri che l'ambiente sia privato e tranquillo, senza distrazioni o interruzioni.
   - Il momento scelto deve essere favorevole a una discussione approfondita.
b. Raccogliere tutte le informazioni necessarie:
   - Si prepari a fornire i dettagli della diagnosi, della prognosi e dei passi successivi.
c. Presenza di supporto :
   - Suggerisce al paziente di farsi accompagnare da una persona vicina per il sostegno emotivo e per aiutarlo a trattenere e comprendere le informazioni.

2. Tecnica pubblicitaria
a. Inizia con un'introduzione:
   - "Ho i risultati dei suoi esami e vorrei discuterne con lei". Questo stabilisce il tono e prepara il paziente.
b. Un linguaggio chiaro e semplice:
   - Eviti il gergo medico. Utilizzi termini che il paziente possa capire, ma sia preciso e onesto.
c. Verificare la comprensione del paziente:
   - Porre domande aperte come: "Cosa capisce di quello che ho appena detto?

d. Rivedere le opzioni di trattamento:
- Fornire una panoramica delle fasi successive, dei possibili trattamenti e delle loro implicazioni.

e. Prenda in considerazione la reazione emotiva:
- Sia empatico. Riconoscere le emozioni del paziente: "Capisco che questo la turba".

3. Dopo l'annuncio

a. Dare al paziente l'opportunità di fare domande:
- Si assicuri che abbiano abbastanza tempo per fare domande ed esprimere le loro preoccupazioni.

b. Fornisce risorse:
- Offrire opuscoli, siti web affidabili e altre risorse educative relative alla diagnosi.

c. Suggerisca un follow-up:
- Fissi un'altra consultazione per discutere i dettagli, le opzioni di trattamento e rispondere a eventuali nuove domande.

d. Incoraggiare il supporto emotivo:
- Suggerisca gruppi di sostegno, terapie o professionisti specializzati nel supporto emotivo per coloro che hanno ricevuto la diagnosi.

4. Raccomandazioni generali

a. Formazione alla comunicazione:
- Gli operatori sanitari possono ricevere una formazione specifica su come comunicare le notizie difficili.

b. Cura di sé:
- L'annuncio di una diagnosi può essere emotivamente difficile anche per i professionisti. Si prenda del tempo per gestire le proprie emozioni e cerchi un sostegno, se necessario.

L'annuncio di una diagnosi è una delle responsabilità più importanti e delicate degli operatori sanitari. Una comunicazione efficace, caratterizzata da compassione e rispetto, può aiutare a stabilire una solida relazione terapeutica e a guidare il paziente attraverso le sfide che lo attendono.

Educazione terapeutica: fornire le chiavi della prevenzione per i pazienti.

L'educazione terapeutica è un approccio incentrato sul paziente che mira a fornirgli le competenze, le conoscenze e la fiducia necessarie per gestire la propria malattia in modo proattivo. In cardiologia, dove i cambiamenti dello stile di vita giocano un ruolo cruciale nella prevenzione delle complicanze e nella gestione dei sintomi, l'educazione terapeutica è una pietra miliare del trattamento.

1. Che cos'è l'educazione terapeutica?
a. Definizione :
 • Un approccio strutturato per informare, educare e sostenere i pazienti sulla loro malattia, sul trattamento e sulla prevenzione.
b. Obiettivi:
 • Migliorare la comprensione della malattia da parte dei pazienti.
 • Rafforzare l'autonomia del paziente nella gestione quotidiana.
 • Promuovere una migliore aderenza al trattamento.

2. Educare le persone sulla malattia
a. Capire le malattie cardiache:
 • Spiegazione della fisiopatologia, dei sintomi e delle potenziali complicazioni.
b. Rischi associati:
 • Informazioni sui fattori di rischio come ipertensione, diabete, fumo, ecc.

c. Prognosi :
- Offrire una prospettiva realistica delle aspettative in termini di sviluppo e trattamento.

3. Promuovere uno stile di vita sano
a. Una dieta equilibrata :
- Importanza di una dieta povera di sale, grassi saturi e zuccheri.
- Sensibilizzazione sui benefici delle diete Mediterranea o DASH per la salute del cuore.

b. Esercizio fisico :
- L'importanza di un'attività regolare adattata alle condizioni del paziente.
- Fornisce linee guida su frequenza, intensità, tipo e durata.

c. Evitare le tossine:
- Incoraggiare le persone a smettere di fumare.
- Educare le persone a un consumo moderato di alcol.

d. Gestione dello stress :
- Tecniche di rilassamento, meditazione e gestione dello stress per ridurre la pressione sanguigna e migliorare la salute del cuore.

4. Gestione dei farmaci
a. Comprendere il trattamento :
- Spieghi il ruolo di ciascun farmaco, i suoi potenziali effetti collaterali e la sua importanza.

b. Aderenza al trattamento:
- Tecniche per garantire un'assunzione regolare: portapillole, allarmi, routine.

5. Autogestione dei sintomi
a. Riconoscimento dei sintomi:
- Educare i pazienti sui segnali di allarme, come la mancanza di respiro o il dolore al petto.

b. Azione da intraprendere:
- Cosa fare se i sintomi peggiorano o ne compaiono di nuovi.

6. Impegno nel follow-up medico
a. Importanza delle nomine:
 • Sensibilizzare sulla necessità di controlli regolari e di esami di follow-up.
b. Tenere un diario della salute:
 • Incoraggia i pazienti a tenere un diario dei sintomi, della dieta, dell'esercizio fisico, ecc.

L'educazione terapeutica è un investimento a lungo termine nella salute e nel benessere dei pazienti. Dando ai pazienti gli strumenti necessari per farsi carico della loro salute cardiaca, rafforziamo il loro ruolo attivo nella cura, con benefici duraturi per la loro qualità di vita e longevità.

Prendere in considerazione la dimensione psicologica: gestire l'ansia, stress e depressione.

La dimensione psicologica gioca un ruolo cruciale nella gestione dei pazienti con malattie cardiache. Le malattie cardiache possono avere un impatto profondo sul benessere mentale del paziente, così come l'ansia, lo stress e la depressione possono influenzare la salute del cuore. È quindi essenziale integrare un approccio globale che consideri la salute mentale come una componente inscindibile dell'assistenza cardiaca.

1. L'impatto psicologico delle malattie cardiache
a. Lo shock della diagnosi:
 • Emozioni iniziali come la negazione, la paura e l'incertezza.
b. Problemi quotidiani:
 • Preoccupazione per i sintomi, le ricadute o l'intervento chirurgico.
c. Conseguenze per l'immagine di sé:

- Come i cambiamenti nello stile di vita, le limitazioni fisiche o le cicatrici possono influire sull'autostima.

2. Identificare i segni e i sintomi
a. Sintomi di ansia :
- Palpitazioni, sudorazione eccessiva, tremori, mancanza di respiro.

b. Segni di depressione:
- Tristezza persistente, perdita di interesse, cambiamenti nell'appetito o nel peso, affaticamento.

c. Stress cronico :
- Tensione muscolare, mal di testa, irritabilità, insonnia.

3. Tecniche di gestione dell'ansia e dello stress
a. Tecniche di rilassamento :
- Respirazione profonda, meditazione, visualizzazione guidata.

b. Terapie cognitive e comportamentali:
- Sfidare i pensieri negativi, sviluppare le capacità di risoluzione dei problemi.

c. Attività fisica :
- L'esercizio fisico come mezzo per ridurre lo stress e migliorare l'umore.

d. Gruppi di sostegno:
- Condividere le esperienze con altri pazienti cardiaci, sentirsi compresi e sostenuti.

4. Gestione della depressione
a. Terapia individuale :
- Collabori con un terapeuta per esplorare le cause sottostanti e sviluppare strategie di coping.

b. Farmaci :
- Gli antidepressivi e il loro ruolo, i potenziali effetti collaterali.

c. Interventi sullo stile di vita:
- L'importanza di un sonno adeguato, di una dieta equilibrata e di relazioni sociali positive.

5. L'importanza del supporto
a. Famiglia e amici:
- Il loro ruolo consiste nel fornire sostegno emotivo, incoraggiamento e aiuto nelle attività quotidiane.
b. Operatori sanitari:
- Collaborazione con cardiologi, psicologi, psichiatri e altri specialisti.
c. Educazione e consapevolezza:
- Aiutare i pazienti a comprendere il legame tra cuore e salute mentale.

6. Prevenzione
a. Identificare i fattori di stress:
- Riconoscere i fattori scatenanti e attuare strategie per affrontarli.
b. Routine di benessere:
- Stabilisca una routine quotidiana che includa tempo per sé, relax, esercizio fisico e attività piacevoli.
c. Monitoraggio regolare:
- Consultazioni regolari con gli operatori sanitari per monitorare e trattare i sintomi.

È chiaro che la dimensione psicologica è fondamentale per la gestione delle malattie cardiache. Un'attenzione particolare allo stato emotivo e mentale del paziente, oltre a fornire gli strumenti necessari per gestire lo stress, l'ansia e la depressione, sono essenziali per garantire un recupero completo e una qualità di vita ottimale.

Capitolo 6

SFIDE ETICHE
E
PROFESSIONALE

Supporto alla fine della vita in cardiologia.

La fine della vita è un momento particolarmente delicato ed emotivo per i pazienti con malattie cardiache avanzate e per le loro famiglie. Il supporto in questa fase richiede un approccio completo, incentrato sulla compassione, l'ascolto e il rispetto delle scelte del paziente, garantendo al contempo la migliore qualità di vita possibile.

1. Riconoscere i segni della malattia terminale
a. Deterioramento clinico :
   • Episodi ricorrenti di insufficienza cardiaca, dispnea persistente, estrema stanchezza.
b. Sintomi refrattari:
   • Dolore toracico incessante, edema resistente al trattamento.
c. Cambiamenti funzionali:
   • Declino delle attività quotidiane, aumento della dipendenza dagli assistenti.

2. Comunicazione sulla fine della vita
a. Si avvicini al soggetto:
   • Quando e come introdurre la discussione.
b. Informare senza alienare:
   • Fornire informazioni chiare e realistiche, rispettando le emozioni dei pazienti e delle loro famiglie.
c. Tenendo conto dei desideri del paziente:
   • Direttive anticipate, testamento biologico, ecc.

3. Gestione dei sintomi
a. Sollievo dal dolore :
   • Uso di analgesici e oppioidi, se necessario.
b. Gestione della dispnea:
   • Ossigenoterapia, farmaci, tecniche di rilassamento.
c. Altri sintomi :
   • Trattamento dell'edema, dell'insonnia, dell'ansia, ecc.

4. Supporto psicologico e spirituale
a. Supporto emotivo :
  - Supporto psicologico per i pazienti e le loro famiglie.

b. Assistenza spirituale :
  - Cappellani, consulenti spirituali, rituali e pratiche religiose.

5. Etica e decisioni difficili
a. Limitazione o cessazione del trattamento :
  - Discussione sulla continuazione, limitazione o interruzione di procedure invasive, farmaci, ecc.

b. Rispettare i desideri del paziente:
  - Assicurarsi che le decisioni riflettano le preferenze e i valori del paziente.

c. Sedazione terminale :
  - Si usa nei casi di sintomi refrattari per garantire il comfort del paziente.

6. Il ruolo del team di assistenza
a. Lavoro di squadra :
  - Collaborazione tra cardiologi, infermieri, assistenti sociali, psicologi, ecc.

b. Prendersi cura di sé:
  - Riconoscere e gestire lo stress e il burnout.

c. Formazione continua :
  - Formazione in cure di fine vita, etica e comunicazione.

7. Dopo la sua morte
a. Sostegno alla famiglia :
  - Aiuto per le formalità amministrative, supporto psicologico.

b. Lutto:
  - Riconoscere le fasi del lutto, fornire risorse e gruppi di sostegno.

c. Commemorazione :
  - Onorare la memoria del paziente, celebrare la sua vita.

Il supporto alla fine della vita in cardiologia è un processo complesso che richiede un approccio multidimensionale. Al di là degli interventi medici, comporta la considerazione della persona nel suo complesso, l'ascolto dei suoi desideri, la garanzia del suo comfort e il sostegno alla sua famiglia. È una missione impegnativa e profondamente umana per l'intero team di assistenza.

Lavoro di squadra: lavorare con medici, infermieri, ecc.

In un ambiente medico, e in particolare in cardiologia, l'assistenza al paziente non è una preoccupazione di una sola persona, ma piuttosto di un team multidisciplinare. Questa collaborazione garantisce un'assistenza completa, ottimale e personalizzata. Ma lavorare come parte di un team può anche comportare una serie di sfide. Vediamo i vari aspetti di questa collaborazione, dai vantaggi ai potenziali ostacoli.

1. I giocatori chiave della squadra
a. Medici :
   • Cardiologi, cardiochirurghi, medici generici.

b. Infermiera :
   • Infermieri specializzati in cardiologia, infermieri clinici.
c. Il Caregiver :
   • Il loro ruolo nelle cure di base e nell'assistenza quotidiana.
d. Altri professionisti:
   • Dietisti, fisioterapisti, psicologi, assistenti sociali, tecnici di imaging, ecc.

2. I vantaggi della collaborazione
a. Assistenza completa:
   • Una visione a 360° delle esigenze del paziente.

b. Diversità delle competenze:
- Ogni membro apporta una competenza specifica.

c. Arricchire gli scambi:
- Opportunità di discutere i casi, imparare e adattarsi.

d. Continuità delle cure:
- Assicurare una transizione fluida tra le diverse fasi del trattamento.

3. Le sfide della collaborazione

a. Comunicazione :
- L'importanza di stabilire canali di comunicazione chiari.

b. Rispetto delle competenze:
- Valorizzare e riconoscere il ruolo di ognuno.

c. Gestione dei conflitti:
- Tecniche per disinnescare e risolvere i disaccordi.

d. Coordinamento:
- Assicurare un coordinamento efficace tra i vari attori.

4. Tecniche e strumenti per una collaborazione efficace

a. Riunioni regolari del team:
- Tempo per gli scambi, la messa a punto e la discussione di casi complessi.

b. Strumenti tecnologici:
- Sistemi informativi condivisi, file elettronici, applicazioni di comunicazione.

c. Formazione interprofessionale:
- Formazione congiunta per migliorare la comprensione reciproca dei ruoli.

5. Il ruolo centrale dell'infermiera

a. Mediatore :
- Facilita la comunicazione tra il paziente e il team medico.

b. Coordinatore :
- Organizzare e garantire l'attuazione del piano di assistenza.

c. Educatore :
- Condividere informazioni, formare Il Caregiver e i pazienti.

6. L'importanza del riconoscimento reciproco
a. Valorizzazione dei ruoli :
- Riconoscere l'importanza di ogni membro del team.
b. Feedback regolare:
- Discutere i successi, le sfide e le aree di miglioramento.
c. Celebrare il successo:
- Momenti per celebrare i successi e rafforzare la coesione del team.
-

Il lavoro di squadra è fondamentale in cardiologia. Assicura un'assistenza olistica al paziente, combinando competenze mediche, assistenza infermiera, supporto psicologico e molto altro ancora. Affinché questa collaborazione abbia successo, è necessaria la comunicazione reciproca, il rispetto, la formazione e il riconoscimento.

Gestione dello stress e carico di lavoro.

Lavorare in cardiologia è spesso sinonimo di orari di lavoro lunghi e irregolari, maggiori responsabilità e un pesante carico emotivo. Gli infermieri, in particolare, sono in prima linea, gestiscono le emergenze, stabiliscono un contatto con i pazienti e svolgono una moltitudine di compiti. In questo contesto, la gestione dello stress e del carico di lavoro è essenziale per mantenere una salute mentale e fisica ottimale e per fornire un'assistenza di qualità.

1. Comprendere le fonti di stress
a. Fattori esterni:
- Il ritmo frenetico del lavoro, le emergenze, la mancanza di risorse e così via.

b. Fattori interni:
- Desiderio di perfezione, paura del fallimento, pressione autoimposta, ecc.

c. Carica emotiva :
- Affrontare la malattia, la morte e il disagio dei pazienti e delle loro famiglie.

2. I sintomi dello stress
a. Fisica :
- Stanchezza, mal di testa, problemi di sonno, ecc.

b. Mentale :
- Irritabilità, ansia, depressione, perdita di concentrazione.

c. Comportamentale :
- Procrastinazione, isolamento, consumo eccessivo di alcol o di cibo, ecc.

3. Strategie di gestione del carico di lavoro
a. Pianificazione e organizzazione :
- Stabilire le priorità, gestire il tempo, utilizzare gli strumenti di pianificazione.

b. Delega:
- Riconoscere i compiti che possono essere assegnati ad altri.

c. Formazione continua :
- Acquisire nuove competenze per gestire i compiti in modo efficace.

d. Fare delle pause:
- L'importanza di prendersi del tempo per ricaricare le batterie.

4. Tecniche di gestione dello stress
a. Respirazione profonda e meditazione:
- Tecniche per ricentrarsi e gestire l'ansia.

b. Esercizio fisico :
- Rilascio di endorfine, rilassamento muscolare.

c. Connessione sociale:
- Parli dei suoi sentimenti, cerchi il sostegno di colleghi, amici e familiari.

d. Attività di svago e di piacere:
- Ricarichi le sue batterie fuori dal luogo di lavoro.

5. L'importanza della supervisione e del supporto professionale

a. Supervisione regolare:
- Aree dedicate per discutere di sfide, emozioni e strategie.

b. Servizi di supporto psicologico:
- Accesso a professionisti per affrontare lo stress, il burn-out, ecc.

6. La prevenzione come chiave

a. Riconoscere i propri limiti:
- Sapere quando fare una pausa o chiedere aiuto.

b. Cura di sé:
- Stabilisca una routine sana, dorma a sufficienza e mangi bene.

c. Sensibilizzazione e formazione sul posto di lavoro:
- Workshop e sessioni informative sulla gestione dello stress per il personale.

7. Risorse aggiuntive

a. Libri, podcast, applicazioni :
- Strumenti per imparare nuove tecniche di gestione dello stress.

b. Gruppi di supporto:
- Spazi per condividere esperienze e consigli.

La gestione dello stress e del carico di lavoro è fondamentale per i professionisti della cardiologia. Riconoscendo le fonti di stress, implementando strategie di coping e cercando un supporto adeguato, è possibile navigare in questo campo impegnativo, mantenendo il benessere e fornendo un'assistenza eccellente ai pazienti.

Capitolo 7

FORMAZIONE CONTINUA E PROSPETTIVE PER IL FUTURO

Possibili specializzazioni: ritmologia, cardiochirurgia.

Il campo della cardiologia è vasto e continua ad evolversi con i progressi tecnologici e scientifici. Per gli infermieri appassionati di questo settore, esistono numerose specializzazioni che consentono loro di concentrarsi su sottocampi specifici e di approfondire le proprie competenze. In questo capitolo, esploreremo due specializzazioni chiave: la ritmologia e la cardiochirurgia.

1. Ritmologia
a. Introduzione :
  * Che cos'è la ritmologia? Una panoramica di questa sottospecialità.
b. Disturbi del ritmo cardiaco:
  * Aritmie, fibrillazione atriale, tachicardia, bradicardia, ecc.
c. Procedure di ritmologia :
  * Ablazione con catetere, impianto di pacemaker, defibrillatori cardiaci.
d. Ruolo dell'infermiera di ritmologia:
  * Preparazione dei pazienti alle procedure, monitoraggio post-intervento, educazione dei pazienti sui dispositivi impiantabili, follow-up a lungo termine.
e. Formazione e competenze richieste:
  * Corsi specifici, certificazioni e formazione aggiuntiva.

2. Chirurgia cardiaca
a. Introduzione :
  * Panoramica della cardiochirurgia e della sua importanza.
b. Tipi di intervento chirurgico:
  * Bypass coronarico, chirurgia valvolare, trapianto di cuore, chirurgia aortica, ecc.

c. Il periodo pre-operatorio:
  - Il ruolo dell'Infermiera nella preparazione del paziente, nella valutazione preoperatoria e nell'educazione del paziente.
d. Il periodo post-operatorio:
  - Monitoraggio dei segni vitali, gestione del dolore, cura delle ferite, potenziali complicazioni.
e. Riabilitazione cardiaca :
  - Programma di riabilitazione, educazione del paziente, incoraggiamento dell'attività fisica.
f. Formazione e competenze richieste:
  - Specializzazione in terapia intensiva cardiaca, stage in cardiochirurgia, certificazioni specifiche.

3. Sfide e ricompense della specializzazione
a. Impegni di formazione :
  - Necessità di formazione continua e di monitoraggio scientifico.
b. Gestione delle emozioni:
  - Affrontare situazioni ad alta intensità, fornendo supporto emotivo ai pazienti e alle famiglie.
c. Riconoscimenti professionali :
  - Soddisfazione nel salvare vite umane, riconoscimento del ruolo di specialista, opportunità di sviluppo professionale.

4. Prospettive future
a. Progressi tecnologici:
  - Nuovi dispositivi, tecniche chirurgiche meno invasive.
b. Ricerca e sviluppi clinici:
  - Partecipazione a studi clinici, adattamento a nuove linee guida e raccomandazioni.
c. Opportunità di carriera:
  - Posizioni di leadership, insegnamento, ricerca.

La ritmologia e la cardiochirurgia sono due interessanti specializzazioni in cardiologia che offrono agli infermieri l'opportunità di approfondire le loro conoscenze, sviluppare competenze specialistiche e avere un impatto significativo sulla vita dei pazienti. Queste specializzazioni richiedono un impegno nella formazione e nella pratica, ma offrono anche immense soddisfazioni professionali e personali.

L'importanza di aggiornare regolarmente le conoscenze.

La medicina è un campo in costante evoluzione. Ogni giorno vengono fatte nuove scoperte, emergono tecnologie avanzate e i protocolli e le linee guida cambiano regolarmente in base alle nuove evidenze. In cardiologia, in particolare, i progressi possono trasformare la vita dei pazienti, per cui l'aggiornamento regolare delle conoscenze è fondamentale per tutti gli operatori sanitari, compresi gli infermieri.

1. Un mondo medico in costante evoluzione
a. Nuove scoperte:
  • L'impatto della ricerca e degli studi clinici sulla nostra comprensione delle malattie cardiache e del loro trattamento.
b. Progressi tecnologici:
  • L'emergere di apparecchiature e tecniche più sofisticate per la diagnosi, il trattamento e il monitoraggio dei pazienti cardiaci.
c. Cambiare i protocolli :
  • Modifiche alle linee guida cliniche basate su nuove prove.

2. Implicazioni per l'infermiera di cardiologia
a. Migliore assistenza ai pazienti:
  • Applicazione dei metodi e delle tecniche più recenti per migliorare i risultati dei pazienti.

b. Responsabilità professionale:
  - Obbligo etico e legale di fornire cure basate sulle migliori prove disponibili.
c. Sicurezza del paziente:
  - Ridurre gli errori e le complicazioni mediche tenendosi aggiornati sulle migliori pratiche.

3. Mezzi di aggiornamento

a. Formazione continua :
  - Corsi, seminari e workshop organizzati da istituzioni professionali o accademiche.
b. Pubblicazioni professionali :
  - Riviste mediche, articoli, newsletter specialistiche.
c. Conferenze e congressi:
  - Partecipazione a eventi nazionali e internazionali per ascoltare gli esperti e scambiare opinioni con i colleghi.
d. Reti professionali :
  - Gruppi di Infermiera, associazioni professionali, piattaforme online per la condivisione di conoscenze ed esperienze.

4. Aggiornamento delle sfide

a. Evoluzione rapida :
  - Difficoltà a tenere il passo con le nuove informazioni.
b. Discernere le informazioni:
  - Valutare la qualità e la rilevanza delle nuove informazioni.
c. Tempi e costi :
  - Trovare il tempo e le risorse per la formazione continua.

5. Impatto sulla cava

a. Riconoscimento professionale :
  - Aumento della credibilità e del rispetto da parte di colleghi e superiori.

b. Sviluppo della carriera:
- Opportunità di promozione o specializzazione grazie a competenze aggiornate.

c. Soddisfazione personale:
- Un senso di realizzazione nel fornire la migliore assistenza possibile.

L'aggiornamento regolare delle conoscenze non è solo un obbligo per gli infermieri di cardiologia, ma è una necessità per garantire la qualità e la sicurezza dell'assistenza ai pazienti. Richiede dedizione, curiosità e impegno verso l'eccellenza professionale.

Innovazioni in cardiologia : la cura di domani.

La cardiologia, come molti campi medici, è in costante evoluzione, spinta dai progressi tecnologici, dalle scoperte scientifiche e dalla necessità di rispondere alle crescenti sfide cliniche. Queste innovazioni stanno trasformando il modo in cui i pazienti vengono diagnosticati, trattati e monitorati. In questo capitolo, esploriamo alcune delle innovazioni più recenti e promettenti che stanno plasmando il futuro dell'assistenza cardiologica.

1. Tecnologie diagnostiche avanzate
a. Imaging cardiaco 3D :
- Fornisce una visione dettagliata del cuore, migliorando l'accuratezza diagnostica.

b. Tomografia a emissione di positroni (PET) :
- Per valutare la salute del muscolo cardiaco e rilevare le anomalie.

c. Indossabili e telemedicina:
- Monitoraggio continuo a distanza dei pazienti, rilevamento precoce delle anomalie.

2. Procedure mininvasive e robotiche
a. Chirurgia robotica assistita:
- Maggiore precisione, tempi di recupero ridotti, cicatrici minime.

b. Procedure con catetere:
- Trattamento della valvulopatia senza chirurgia a cuore aperto.

c. Impianti bioriassorbibili :
- Stent che si dissolvono nel tempo, riducendo le complicanze a lungo termine.

3. Terapie geniche e cellulari
a. Rigenerazione cardiaca :
- Utilizzando le cellule staminali per riparare il tessuto cardiaco danneggiato.

b. Puntamento genetico:
- Terapie genetiche per il trattamento di condizioni specifiche.

4. Realtà aumentata e realtà virtuale
a. Formazione e istruzione :
- Usare la VR per formare gli operatori sanitari su procedure complesse.

b. Aiuto per l'intervento chirurgico:
- Visualizzazione 3D durante le operazioni, per una maggiore precisione.

5. Intelligenza artificiale e analisi dei dati
a. Previsione della malattia:
- Analisi dei dati per identificare i pazienti a rischio.

b. Assistenza diagnostica :
- Sistemi di intelligenza artificiale per rilevare le anomalie negli ECG, nelle immagini, ecc.

c. Gestione del trattamento:
- AI per adattare i trattamenti alle esigenze individuali.

6. Nuovi farmaci e terapie

a. Farmaci mirati :
- Terapie basate sulla biologia molecolare per trattamenti più efficaci e meno effetti collaterali.

b. Immunoterapia :
- Utilizzare il sistema immunitario per trattare alcune malattie cardiache.

7. Le sfide dell'innovazione

a. Accesso e costi :
- Garantire un accesso equo alle nuove tecnologie.

b. Formazione e adattamento:
- Necessità di formare gli operatori sanitari alle nuove tecniche.

c. Etica e regolamentazione:
- Navigare tra le questioni etiche sollevate da progressi come la manipolazione genetica.

Il futuro della cardiologia è luminoso, con molte innovazioni promettenti in fase di sviluppo. Questi progressi offrono la speranza di miglioramenti significativi nella gestione dei pazienti cardiopatici, ma richiedono anche una riflessione e una formazione continua per essere integrati in modo etico ed efficace nell'assistenza di routine.

Capitolo 8

BENESSERE E AUTOGESTIONE DEL PAZIENTE

Incoraggiare l'attività fisica adattata

L'attività fisica svolge un ruolo cruciale nella prevenzione e nella gestione delle malattie cardiache. Può aiutare a migliorare la funzione cardiaca, a ridurre i fattori di rischio come l'obesità, l'ipertensione e il colesterolo alto, e a sviluppare la resistenza e la forza generale. Tuttavia, per le persone con patologie cardiache o a rischio, è essenziale che l'attività fisica sia adattata alle loro esigenze e capacità individuali.

1. Valutazione iniziale
a. Valutazione medica:
  • Identificare le condizioni mediche sottostanti.
  • Valutare il suo attuale livello di forma fisica.
b. Ascoltare le preoccupazioni del paziente:
  • Comprendere le paure e le apprensioni dei pazienti nei confronti dell'attività fisica.
  • Identificare le barriere all'attività fisica, siano esse fisiche, emotive o logistiche.

2. Creare un piano di attività fisica
a. Definizione degli obiettivi:
  • Stabilire obiettivi realistici in base alle esigenze e alle capacità del paziente.
b. Selezione delle attività:
  • Per cominciare, incoraggi le attività a basso impatto, come camminare o nuotare.
  • Suggerisca le attività che piacciono al paziente e che è probabile che vengano mantenute a lungo termine.

3. Monitoraggio e regolazione
a. Monitoraggio regolare:
  • Valutare i progressi del paziente.
  • Assicurare che le attività siano svolte in sicurezza.
b. Adeguamento del piano:
  • Aumentare gradualmente l'intensità o la durata dell'attività.

- Introduca nuove attività per evitare la monotonia.

4. Integrare l'attività fisica nella vita quotidiana
a. Consigli pratici :
- Incoraggiare i pazienti a usare mezzi semplici per aumentare l'attività, come fare le scale o camminare per fare le commissioni.

b. Gruppi di sostegno e attività comunitarie:
- Suggerisca di unirsi a gruppi di cammino o a corsi di ginnastica adattati, per beneficiare del sostegno sociale.

5. Educazione e consapevolezza
a. L'importanza dell'attività fisica:
- Spieghi i benefici per la salute cardiaca e generale.
- Evidenziare i potenziali miglioramenti della qualità di vita.

b. Riconoscere i segnali di pericolo:
- Informare i pazienti sui sintomi a cui prestare attenzione durante l'attività fisica, come un dolore toracico insolito, una mancanza di respiro eccessiva o vertigini.

c. Precauzioni necessarie:
- Sottolinea l'importanza del riscaldamento e dello stretching prima e dopo l'attività.
- Discutiamo dell'importanza dell'idratazione e dell'alimentazione corretta.

Incoraggiare un'attività fisica adeguata è un passo essenziale nella gestione dei pazienti cardiopatici. Fornendo un'educazione adeguata, stabilendo piani di attività personalizzati e offrendo un supporto continuo, gli infermieri possono svolgere un ruolo centrale nel promuovere uno stile di vita attivo e sano per i loro pazienti.

Dieta e nutrizione cardiosalutare

L'alimentazione svolge un ruolo centrale nella prevenzione e nella gestione delle malattie cardiovascolari. L'adozione di una dieta cardio-sana è una strategia essenziale per mantenere un cuore sano, controllare i fattori di rischio e migliorare la qualità di vita complessiva.

1. Principi di base di una dieta cardio-salutare
a. Limitare i grassi saturi e trans:
   • Capire l'origine di questi grassi (carni grasse, latticini pieni, cibi fritti, alcuni prodotti da forno, ecc.)
   • Conseguenze del consumo eccessivo sul colesterolo e sulle malattie cardiache.
b. Aumento del consumo di grassi insaturi:
   • Vantaggi dei grassi monoinsaturi e polinsaturi.
   • Fonti principali: olio di oliva, olio di canola, noci, pesce grasso, semi.
c. Ridurre il consumo di sodio:
   • Le conseguenze dell'eccesso di sodio sulla pressione sanguigna.
   • Impari a leggere le etichette e scelga prodotti a basso contenuto di sodio.
d. Consumo di fibra alimentare :
   • Benefici della fibra solubile e insolubile per la salute del cuore.
   • Fonti di fibre: verdura, frutta, cereali integrali, legumi.

2. Gli alimenti chiave di una dieta cardio-salutare
a. Pesce ricco di omega-3 :
   • I benefici degli acidi grassi omega-3.
   • Raccomandazioni per il consumo di pesce come salmone, sgombro e sardine.
b. Cereali integrali :
   • L'importanza dei cereali integrali per la salute del cuore.
   • Differenze tra cereali integrali e cereali raffinati.

c. Verdure e frutta :
- Antiossidanti, vitamine e minerali che favoriscono la salute del cuore.
- La diversità di verdure e frutta per una dieta equilibrata.

d. Noci e legumi :
- Benefici di noci e legumi per la salute del cuore.
- Consigli su come integrarli nella vita quotidiana.

3. Gestione del peso e salute del cuore

a. L'importanza di un peso sano:
- Capire la relazione tra peso corporeo, pressione sanguigna e colesterolo.
- Rischi associati all'obesità o al sovrappeso.

b. Strategie per la perdita di peso:
- L'importanza di un approccio equilibrato che combini una dieta sana e l'attività fisica.
- Eviti le diete yo-yo e le soluzioni rapide.

4. Educazione e consapevolezza

a. L'importanza della nutrizione per la salute del cuore:
- Collegare la dieta ai rischi e ai benefici per il cuore.

b. Demistificare i regimi popolari :
- Analisi delle diete fad e del loro potenziale impatto sulla salute del cuore.

c. Cucinare a casa:
- Incoraggiare la preparazione di pasti cucinati in casa come modo per controllare gli ingredienti e le porzioni.
- Suggerisca ricette salutari per il cuore.

Una dieta sana per il cuore è un pilastro della salute cardiaca. Gli infermieri svolgono un ruolo chiave nell'educare i pazienti alle buone abitudini alimentari, guidandoli verso scelte salutari che sosterranno un cuore sano per tutta la vita.

Gestione del fumo e dell'alcol e altri fattori di rischio

Il fumo, il consumo eccessivo di alcol e altri comportamenti a rischio sono tra i principali fattori che contribuiscono alle malattie cardiovascolari. La gestione di questi fattori è fondamentale per prevenire l'insorgenza o la progressione delle malattie cardiache. Gli infermieri svolgono un ruolo cruciale nell'educare, consigliare e sostenere i pazienti nei loro sforzi per cambiare questi comportamenti.

1. Il fumo
a. Effetti del fumo sul cuore :
- Impatto sulla pressione sanguigna, sulla frequenza cardiaca e sulla salute vascolare.
- Il rapporto tra fumo e aterosclerosi.

b. Consigli per smettere di fumare:
- Strategie comportamentali e farmacologiche.
- Gruppi di supporto psicologico e di auto-aiuto.
c. Sigarette elettroniche :
- Analizzare i dati attuali sulla sua sicurezza ed efficacia come aiuto per smettere di fumare.
- Comprendere i rischi potenziali associati al suo utilizzo.

2. Consumo di alcol
a. Impatto dell'alcol sul cuore :
- Gli effetti del consumo moderato rispetto a quello eccessivo.
- Rischi associati al consumo cronico di alcol, come la cardiomiopatia alcolica.
b. Suggerimenti per un consumo moderato:
- Definisca il consumo moderato.
- Strategie per ridurre i consumi.

c. Riconoscere e trattare la dipendenza da alcol:
- Sintomi di astinenza e implicazioni per la salute del cuore.
- Risorse disponibili per l'assistenza.

3. Altri fattori di rischio
a. Stress :
- Comprendere la relazione tra stress cronico e malattie cardiache.
- Tecniche di gestione dello stress come la meditazione, il rilassamento e l'esercizio fisico.

b. Droghe ricreative :
- I rischi associati all'uso di droghe come la cocaina o le anfetamine sulla salute del cuore.
- Consigli e risorse per chi vuole smettere.

c. Diabete :
- Il rapporto tra diabete, insulino-resistenza e malattie cardiache.
- Strategie per la gestione e la prevenzione del diabete.

4. Educazione e consapevolezza
a. Comprendere i fattori di rischio modificabili:
- Educazione al comportamento a rischio e alle sue conseguenze dirette e indirette sulla salute del cuore.

b. Promuovere uno stile di vita sano:
- Incoraggi una dieta equilibrata, un'attività fisica regolare e la gestione dello stress.

c. Accesso alle risorse e al supporto:
- Fornire informazioni su gruppi di sostegno, terapie e altre risorse per aiutare i pazienti a gestire i loro fattori di rischio.

La gestione dei fattori di rischio, tra cui il fumo, l'alcol e altri comportamenti a rischio, è fondamentale per prevenire le malattie cardiache. Gli infermieri, grazie alla loro posizione unica nel percorso di cura del paziente, possono offrire consigli preziosi, istruzione e supporto continuo per aiutare i pazienti ad adottare e mantenere uno stile di vita sano.

Capitolo 9

SALUTE GLOBALE E CARDIOLOGIA

Confronto tra le pratiche cardiache nei diversi Paesi

La gestione delle malattie cardiache varia in tutto il mondo, influenzata da fattori come lo sviluppo tecnologico, le risorse economiche, le priorità di salute pubblica, la cultura, l'istruzione e i sistemi sanitari esistenti. Questo confronto fornisce una prospettiva globale sugli approcci divergenti alla cardiologia.

1. Stati Uniti
a. Progressi tecnologici:
   • La rapida adozione di tecnologie all'avanguardia nella diagnosi e nel trattamento.
b. Sistema sanitario :
   • Per lo più privatizzata, con costi elevati ma risposta rapida.
c. Prevalenza e prevenzione :
   • Epidemie di obesità e diabete, ma con una forte consapevolezza della prevenzione.

2. Europa (tenendo conto della diversità dei Paesi)
a. Servizi sanitari universali :
   • Accesso a un'assistenza sanitaria di qualità in molti Paesi grazie alla copertura sanitaria universale.
b. Concentrarsi sulla prevenzione:
   • Iniziative di salute pubblica, come la riduzione del fumo.
c. Ricerca e collaborazione:
   • Collaborazione transfrontaliera per la ricerca e gli studi clinici.

3. L'Africa
a. Accesso limitato alle cure:
   • In molti Paesi, le risorse per la cardiologia sono limitate.

b. Malattie emergenti:
- Aumento delle malattie cardiache insieme alle malattie infettive persistenti.

c. Iniziative locali:
- Programmi comunitari e innovazioni a basso costo adattate alla regione.

4. Asia

a. Diversità dei sistemi sanitari:
- Da sistemi completamente pubblici a sistemi ampiamente privatizzati, a seconda del Paese.

b. Malattie cardiache e stile di vita :
- Rapida urbanizzazione, cambiamenti nella dieta e aumento delle malattie cardiache.

c. Medicina tradizionale :
- L'integrazione della medicina tradizionale asiatica nella prevenzione e nel trattamento.

5. America Latina

a. Crescita dei servizi di cardiologia :
- Investimenti nella formazione medica e nella tecnologia.

b. Sfide economiche:
- Le disuguaglianze nell'accesso all'assistenza sanitaria in funzione dello status economico.

c. Prevenzione ed educazione:
- Programmi incentrati sull'alimentazione, l'esercizio fisico e la riduzione del fumo.

6. Australia e Oceania

a. Sistemi sanitari avanzati :
- Una forte infrastruttura medica, in particolare in Australia e Nuova Zelanda.

b. Malattie cardiache indigene:
- Tassi elevati tra le popolazioni indigene, che richiedono approcci specifici.

c. Iniziative di sensibilizzazione:
- Programmi pubblici di prevenzione ed educazione.

Sebbene le malattie cardiache siano una sfida globale, gli approcci alla loro gestione differiscono notevolmente tra le varie regioni. Comprendendo queste differenze, gli operatori sanitari possono imparare dalle migliori pratiche in tutto il mondo e considerare collaborazioni internazionali per migliorare la gestione dei pazienti cardiopatici.

L'infermiera di cardiologia nel contesto delle crisi sanitarie globali

Le crisi sanitarie globali, come la pandemia COVID-19, stanno avendo un impatto considerevole su tutti i settori dell'assistenza sanitaria, compresa la cardiologia. Gli infermieri di cardiologia, in quanto anelli essenziali dei team di assistenza cardiaca, svolgono un ruolo cruciale nella gestione di queste sfide senza precedenti, garantendo al contempo la continuità dell'assistenza cardiaca.

1. Impatto diretto delle crisi epilettiche sulle malattie cardiache
a. Conseguenze dei virus sul sistema cardiovascolare :
  * Per esempio, COVID-19 può portare a complicazioni cardiache.
b. Interruzione dell'assistenza di routine:
  * Ritardi nella diagnosi, nel trattamento e nell'intervento.
c. Aumento dello stress e dell'ansia:
  * Potenzialmente dannoso per i pazienti cardiopatici.

2. Adattare le pratiche
a. Telemedicina e assistenza a distanza :
  * Utilizzare la tecnologia per monitorare e consultare i pazienti.
b. Procedure di emergenza modificate:
  * Privilegiare i casi in base alla loro gravità e ai rischi associati alla pandemia.

c. Misure protettive :
- Dispositivi di protezione personale, protocolli di disinfezione rinforzati.

3. Gestione delle risorse umane
a. Ridistribuzione :
- Alcuni infermieri potrebbero essere riassegnati alle unità di terapia intensiva o ad altre aree ad alto fabbisogno.

b. Formazione accelerata :
- Aggiornare le competenze per gestire le complicazioni specifiche associate alla crisi.

c. Supporto emotivo :
- Riconoscimento dello stress e della fatica, implementazione di risorse per il benessere dei caregiver.

4. Educazione e comunicazione
a. Informare i pazienti:
- Sulle implicazioni della crisi per le loro condizioni cardiache e la loro assistenza.

b. Collaborazione interprofessionale:
- Miglioramento della comunicazione tra cardiologi, infermieri e altre specialità mediche per un'assistenza ottimale.

c. Sensibilizzare l'opinione pubblica:
- L'importanza di non trascurare i sintomi cardiaci nonostante la pandemia.

5. Lezioni per il futuro
a. Importanza della preparazione:
- Stabilire protocolli per rispondere rapidamente alle crisi future.

b. Migliorare il ruolo dell'infermiera:
- Un riconoscimento alla loro adattabilità e dedizione di fronte alle sfide.

c. Innovazioni nell'assistenza:
- Le crisi stimolano l'adozione di nuovi metodi di assistenza, come la telemedicina, che può continuare anche dopo la crisi.

Gli infermieri cardiaci stanno dimostrando una notevole resilienza e adattabilità di fronte alle sfide imposte dalle crisi sanitarie globali. Continuano a fornire un'assistenza cardiaca essenziale, pur affrontando le ulteriori sfide che queste crisi possono presentare. Il loro ruolo è essenziale per garantire la continuità delle cure e la sicurezza dei pazienti cardiopatici in questi momenti critici.

Collaborazione e commercio internazionale

La cardiologia, come molti altri campi medici, trae grandi benefici dalla collaborazione e dallo scambio internazionale. Queste interazioni possono assumere molte forme, dalla ricerca clinica congiunta alla formazione medica continua e allo scambio di best practice. Queste collaborazioni offrono vantaggi non solo agli operatori sanitari, ma anche ai pazienti, che ricevono cure all'avanguardia basate su conoscenze ed esperienze condivise.

1. Ricerca congiunta
a. Progetti multicentrici:
- Gli studi clinici condotti in diversi Paesi aumentano la diversità dei pazienti e rafforzano la validità dei risultati.
b. Pool di dati:
- I database internazionali consentono un'analisi più ampia e approfondita dei dati.

c. Iniziative di finanziamento congiunto:
- Diversi Paesi o organizzazioni possono finanziare congiuntamente progetti di ricerca su larga scala.

2. Formazione e istruzione

a. Programmi di scambio per professionisti:
- Infermieri, medici e altri professionisti possono formarsi all'estero per acquisire nuove competenze.
b. Conferenze e seminari internazionali:
- Questi eventi riuniscono esperti di tutto il mondo per condividere gli ultimi progressi della cardiologia.
c. Corsi online e webinar:
- La tecnologia digitale consente di diffondere la conoscenza in modo più ampio a un pubblico internazionale.

3. Condividere le migliori pratiche

a. Reti e associazioni professionali :
- Organizzazioni come la Società Europea di Cardiologia (ESC) incoraggiano la condivisione di linee guida e raccomandazioni.
b. Programmi di mentoring:
- Gli esperti riconosciuti possono guidare e formare i professionisti più giovani o meno esperti di altri Paesi.
c. Visite di osservazione:
- I medici possono visitare altri ospedali o cliniche all'estero per osservare e imparare dai loro metodi.

4. Collaborazione e innovazione tecnologica

a. Sviluppo congiunto di tecnologie:
- I Paesi o le istituzioni possono collaborare per creare strumenti diagnostici o terapeutici all'avanguardia.
b. Licenze e trasferimenti di tecnologia :
- Facilita l'accesso alle innovazioni per i Paesi che non dispongono della tecnologia o delle competenze necessarie.

c. Adattare le innovazioni a contesti diversi:
- Ad esempio, l'adattamento di un dispositivo cardiaco ad alta tecnologia in modo che possa essere utilizzato nelle regioni a basse risorse.

5. Risposte congiunte alle sfide globali
a. Malattie emergenti:
- Le epidemie o le pandemie possono avere un impatto sui pazienti cardiopatici. Una risposta coordinata può ottimizzare la gestione di questi pazienti.
b. Sfide demografiche:
- Di fronte all'invecchiamento della popolazione o all'emergere di nuovi fattori di rischio, un approccio collaborativo può aiutare a sviluppare strategie di prevenzione efficaci.
c. Salute e crisi umanitarie :
- Durante i disastri naturali o i conflitti, la collaborazione internazionale può garantire la continuità dell'assistenza cardiaca.

La collaborazione e lo scambio internazionale arricchiscono la cardiologia mettendo in comune i punti di forza, le conoscenze e le risorse degli operatori sanitari di tutto il mondo. Questi sforzi congiunti garantiscono non solo un costante miglioramento delle cure, ma anche una risposta efficace e coordinata alle sfide globali.

Capitolo 10

LE IMPLICAZIONI CAMBIAMENTO CLIMATICO SULLA SALUTE DEL CUORE

Comprendere l'impatto dei disastri naturali sui pazienti cardiopatici

I disastri naturali, che siano terremoti, inondazioni, cicloni o altri eventi climatici importanti, hanno un impatto profondo sui sistemi sanitari e, in particolare, sui pazienti cardiopatici. Questi pazienti, già vulnerabili a causa della loro condizione, possono essere particolarmente colpiti dagli effetti diretti e indiretti di questi eventi.

1. Effetti fisiologici immediati
a. Stress acuto :
- Lo stress indotto da un disastro può causare un improvviso aumento della pressione sanguigna, tachicardia e potenzialmente un attacco cardiaco.
b. Interruzione del trattamento:
- Le evacuazioni di emergenza e l'interruzione della routine quotidiana possono far sì che i farmaci per il cuore vengano dimenticati o interrotti.
c. Esposizione agli elementi:
- I pazienti possono essere esposti al freddo, all'umidità o al calore eccessivo, che possono peggiorare le loro condizioni cardiache.

2. Interruzione dei sistemi sanitari
a. Infrastrutture danneggiate:
- Gli ospedali e le cliniche possono essere danneggiati o distrutti, limitando l'accesso alle cure.
b. Carenza di farmaci:
- Le catene di approvvigionamento possono essere interrotte, causando carenze di farmaci essenziali per i pazienti cardiopatici.
c. Mancanza di personale:
- Gli operatori sanitari possono essere personalmente colpiti o sopraffatti dall'afflusso di pazienti.

3. Conseguenze a lungo termine

a. Aumento dello stress cronico:
- La ricostruzione, lo spostamento e la perdita personale possono contribuire a un livello di stress elevato e costante.

b. Cambiamenti dello stile di vita:
- I pazienti possono adottare abitudini alimentari meno sane o ridurre l'attività fisica, peggiorando così la loro condizione cardiaca.

c. Limitare l'accesso alle cure di follow-up:
- Un danno prolungato all'infrastruttura sanitaria può rendere difficile il proseguimento di consultazioni e trattamenti regolari.

4. Risposte e preparazioni specifiche

a. Educazione e consapevolezza:
- I pazienti cardiopatici devono essere informati dei rischi maggiori in caso di catastrofe e di come prepararsi.

b. Kit di emergenza per i pazienti:
- Incoraggi i pazienti a dotarsi di un kit di emergenza con farmaci, prescrizioni e altre forniture essenziali.

c. Protocolli di emergenza per gli operatori sanitari:
- Gli ospedali e le cliniche devono disporre di piani di emergenza specifici per la gestione dei pazienti cardiopatici durante e dopo un disastro.

Sebbene le catastrofi naturali abbiano un impatto su tutta la popolazione, i pazienti cardiopatici sono tra i gruppi più vulnerabili. Una comprensione approfondita di questi impatti, così come una preparazione e una risposta adeguate, sono essenziali per ridurre al minimo i rischi per questa popolazione.

Promuovere le pratiche sostenibili nei reparti di cardiologia

La sostenibilità nell'assistenza sanitaria, in particolare nella cardiologia, non riguarda solo la protezione dell'ambiente. Si tratta anche di garantire che le risorse siano utilizzate in modo efficiente, che i costi siano controllati e che l'assistenza di qualità sia fornita in modo equo e accessibile. Ecco come la sostenibilità può essere integrata e promossa nei reparti di cardiologia.

1. Ridurre l'impronta ecologica
a. Gestione dei rifiuti :
- Riduzione al minimo dei rifiuti medici, riutilizzo e riciclo di materiali non contaminati.

b. Risparmio energetico:
- Utilizzo di apparecchiature ad alta efficienza energetica, illuminazione a LED e ottimizzazione della ventilazione e del riscaldamento.

c. Acquisti sostenibili:
- Una selezione di prodotti e attrezzature mediche prodotte in modo etico ed ecologico.

2. Ottimizzazione dei processi medici
a. Ridurre gli esami non necessari:
- Evitare le ridondanze e promuovere diagnosi accurate per ridurre il numero di esami e interventi non necessari.

b. Telecardiologia :
- Incoraggiare le consultazioni a distanza per ridurre gli spostamenti dei pazienti e la necessità di risorse ospedaliere.

c. Formazione continua :
- Assicurarsi che il personale sia regolarmente formato alle migliori pratiche per massimizzare l'efficienza e ridurre al minimo gli errori.

3. Promuovere la prevenzione
a. Programmi di sensibilizzazione:
  • Educare il pubblico a stili di vita sani per ridurre l'incidenza delle malattie cardiache.
b. Monitoraggio proattivo dei pazienti a rischio:
  • Utilizzare le tecnologie di monitoraggio a distanza per seguire i pazienti ad alto rischio, evitando così ricoveri non necessari.

4. Collaborazione e partnership
a. Partenariati locali :
  • Collaborare con altri servizi sanitari locali per condividere risorse, conoscenze e attrezzature.
b. Reti di cardiologia :
  • Creare o aderire a reti nazionali o internazionali per condividere le migliori pratiche e le innovazioni in materia di sostenibilità.

5. Innovazione tecnologica
a. Aggiornamento regolare delle attrezzature:
  • Investa in tecnologie moderne, che spesso sono più efficienti e consumano meno energia.
b. Sistemi informativi medici:
  • Utilizza le cartelle cliniche elettroniche per ridurre la documentazione cartacea, migliorare il coordinamento delle cure ed evitare esami ridondanti.

6. Coinvolgimento della comunità
a. Programmi di riforestazione:
  • Poiché il benessere del pianeta è legato alla salute del cuore (inquinamento atmosferico, ecc.), si lasci coinvolgere in iniziative ecologiche locali.
b. Campagne di sensibilizzazione:
  • Educare la comunità sull'impatto ambientale di ospedali e cliniche e sulle misure adottate per mitigarlo.

L'integrazione di pratiche sostenibili nei reparti di cardiologia richiede un approccio olistico. Si va dalla riduzione dell'impatto ambientale all'ottimizzazione dei processi medici, all'innovazione e alla collaborazione. La sostenibilità non è solo un bene per il pianeta, ma garantisce anche l'erogazione di cure efficaci e di alta qualità, accessibili a tutti.

Capitolo 11

APPROCCI ALTERNATIVI E COMPLEMENTARI IN CARDIOLOGIA

Esplorazione di terapie alternative come l'agopuntura, la meditazione, ecc.

L'integrazione di terapie complementari e alternative nel campo della cardiologia è diventata un argomento di crescente interesse. Queste terapie, spesso utilizzate per integrare i trattamenti medici tradizionali, mirano a migliorare la salute del cuore, a ridurre lo stress e a migliorare la qualità di vita dei pazienti. Tuttavia, la loro efficacia varia e la ricerca continua a valutare la loro utilità clinica.

1. Agopuntura
a. Principi fondamentali:
   - Originata dalla medicina tradizionale cinese, si basa sulla stimolazione di punti specifici del corpo per bilanciare il flusso di energia o 'Qi'.
b. Implicazioni cardiache:
   - Alcuni studi suggeriscono che l'agopuntura può ridurre la pressione sanguigna, migliorare i sintomi dell'angina pectoris e ridurre la frequenza delle aritmie.
c. Precauzioni :
   - Si assicuri sempre che l'agopuntore sia certificato e formato, e informi il cardiologo di qualsiasi seduta di agopuntura programmata.

2. La meditazione
a. Principi fondamentali:
   - Una pratica antica basata sulla concentrazione, sul rilassamento e sulla consapevolezza del momento presente.
b. Implicazioni cardiache:
   - La meditazione può aiutare a ridurre lo stress e la pressione sanguigna e a migliorare la variabilità della frequenza cardiaca.

c. Tipi comuni :
- Meditazione Mindfulness, meditazione trascendentale, meditazione guidata.

3. Lo yoga
a. Principi fondamentali:
- Una combinazione di posture fisiche, tecniche di respirazione e meditazione.
b. Implicazioni cardiache:
- Può migliorare la flessibilità e la forza muscolare, ridurre lo stress e avere un impatto positivo sui fattori di rischio cardiaco come l'ipertensione.
c. Precauzioni :
- I pazienti cardiopatici devono scegliere uno stile di yoga adatto ed evitare le posizioni che potrebbero essere pericolose per loro.

4. Aromaterapia
a. Principi fondamentali:
- Uso degli oli essenziali per migliorare il benessere fisico ed emotivo.
b. Implicazioni cardiache:
- Alcuni oli, come la lavanda, possono aiutare a ridurre lo stress e l'ansia, fattori spesso collegati alle malattie cardiache.
c. Precauzioni :
- Alcuni oli possono interagire con i farmaci o causare reazioni allergiche. Esegua sempre un test cutaneo e consulti un professionista.

5. Biofeedback
a. Principi fondamentali:
- Tecnica che insegna come controllare le funzioni fisiologiche utilizzando le macchine.
b. Implicazioni cardiache:
- Può essere utilizzato per imparare a controllare la pressione sanguigna, la frequenza cardiaca e altre funzioni legate alla salute del cuore.

c. Formazione :
- I pazienti devono essere addestrati da un professionista certificato.

Conclusione

L'integrazione di terapie alternative può offrire ai pazienti cardiopatici strumenti aggiuntivi per la gestione della loro salute. Tuttavia, è fondamentale consultare sempre un cardiologo prima di introdurre nuove terapie e assicurarsi che queste siano praticate in modo sicuro e complementare alla gestione medica tradizionale.

Integrazione di queste terapie come parte di un piano di cura complessivo

La medicina moderna sta riconoscendo sempre più il valore delle terapie alternative come complemento agli approcci convenzionali, soprattutto nel campo della cardiologia. L'integrazione di queste terapie in un piano di cura globale mira a fornire una gestione olistica del paziente. Ecco come si può ottenere questo risultato:

1. Valutazione iniziale del paziente
Prima di integrare qualsiasi terapia alternativa:
a. Valutazione medica: identificare le condizioni attuali del paziente, i farmaci assunti e i trattamenti in corso.
b. Valutazione delle esigenze e delle preferenze del paziente: alcuni pazienti possono essere più inclini a provare la meditazione, altri l'agopuntura e così via.
c. Valutazione dei rischi e dei benefici: garantire che l'introduzione di una terapia alternativa non rappresenti un rischio per il paziente.

2. Creazione di un piano di assistenza integrato

a. **Combinare i trattamenti:** Per esempio, un paziente potrebbe sottoporsi a un trattamento farmacologico convenzionale per l'ipertensione e integrarlo con sedute di agopuntura.

b. **Monitoraggio regolare:** appuntamenti regolari per valutare l'efficacia del piano di assistenza integrato.

c. **Flessibilità:** essere pronti a modificare il piano se un particolare approccio non funziona o se il paziente vuole provare qualcosa di diverso.

3. Formazione e istruzione

a. **Informare il paziente:** Assicurarsi che il paziente comprenda il motivo per cui viene raccomandata una determinata terapia, i suoi benefici e i suoi limiti.

b. **Formazione del personale:** Infermiera, medico e altri operatori sanitari devono essere formati o almeno informati sulle terapie alternative come parte del piano di assistenza.

4. Collaborazione interdisciplinare

a. **Team di cura integrato:** includere nel team di cura specialisti in terapie alternative, come agopuntori o istruttori di meditazione.

b. **Comunicazione regolare:** assicurarsi che tutte le parti siano informate dei trattamenti in corso, degli aggiustamenti e delle reazioni del paziente.

5. Valutazione e monitoraggio

a. **Misurare l'efficacia:** utilizzare strumenti standardizzati per valutare l'impatto delle terapie alternative sulla salute cardiaca e sul benessere generale del paziente.

b. **Feedback del paziente:** incorporare il feedback del paziente per continuare a personalizzare e migliorare il piano di cura.

c. **Aggiornamenti regolari:** le raccomandazioni e i dati sulle terapie alternative sono in continua evoluzione. Si assicuri che il piano di cura rimanga aggiornato.

L'integrazione di terapie alternative in un piano di cura cardiologico completo richiede un approccio attento, personalizzato e basato sulle evidenze. Offre l'opportunità di affrontare le esigenze del paziente in modo olistico, considerando sia gli aspetti fisiologici che emotivi della salute del cuore.

CONCLUSIONE

Soddisfazioni e sfide
della professione infermieristica di
cardiologia.

La professione di infermiera in cardiologia è complessa e gratificante. Come in molti settori dell'assistenza sanitaria, offre la sua parte di successi e sfide. Esplorare questi aspetti può aiutare i futuri infermieri a prepararsi e a comprendere appieno ciò che li attende.

Soddisfazione lavorativa :
- **Impatto positivo sulla vita dei pazienti:** Aiutare i pazienti a percorrere il loro percorso cardiaco, che si tratti di prevenzione, trattamento o riabilitazione, è estremamente gratificante.
- **Lavoro di squadra:** lavorare a stretto contatto con un team multidisciplinare (cardiologi, chirurghi, altri infermieri, fisioterapisti) offre un'esperienza di apprendimento e di supporto.
- **Sviluppi costanti nel campo:** la cardiologia è un campo in rapida evoluzione con nuove ricerche, tecniche e tecnologie. È emozionante essere all'avanguardia di queste innovazioni.
- **Formazione continua: ci sono** sempre opportunità di apprendimento, sia attraverso la formazione, i workshop o le conferenze.
- **Riconoscimento professionale:** ricevere i ringraziamenti dei pazienti e dei loro familiari o essere riconosciuti dai suoi colleghi per il suo lavoro ha un impatto positivo sul morale.

Sfide aziendali :
- **Carica emotiva:** la cardiologia può comportare situazioni di vita e di morte, e affrontare questi momenti intensi può essere emotivamente difficile.

- **Carico di lavoro elevato:** le unità cardiache possono essere molto affollate, con molti pazienti che richiedono un'assistenza complessa.
- **Richieste fisiche:** stare in piedi per lunghe ore, trasferire i pazienti o utilizzare attrezzature pesanti può essere fisicamente impegnativo.
- **Stress: a causa della** natura critica della cardiologia, possono verificarsi situazioni di stress intenso, in particolare durante le emergenze.
- **La necessità di un aggiornamento continuo:** se da un lato la costante evoluzione del settore è entusiasmante, dall'altro richiede che i professionisti si mantengano costantemente aggiornati.
- **Comunicazione difficile:** comunicare diagnosi gravi, gestire le aspettative dei pazienti o trattare con le famiglie preoccupate può essere difficile.
- **Affrontare la fine della vita:** anche con le migliori cure, non tutti i pazienti si riprendono. Affrontare la morte e il processo di lutto può essere una parte difficile del lavoro.

Gli infermieri di cardiologia svolgono un ruolo essenziale nell'assistenza ai pazienti cardiopatici. Sebbene comporti molte sfide, le ricompense e gli impatti positivi che offre la rendono una professione gratificante e vitale. La chiave per gli infermieri è trovare un equilibrio, cercare supporto quando necessario e ricordarsi continuamente dell'importanza cruciale del loro ruolo.

L'importanza della passione e impegno in questa specialità medica.

La cardiologia, come molte altre specialità mediche, richiede non solo competenze tecniche e conoscenze approfondite, ma anche dedizione e passione autentiche. La passione e l'impegno sono componenti essenziali che possono determinare il successo di un professionista sanitario, la qualità dell'assistenza ai pazienti e la realizzazione personale. Ecco perché questi due elementi sono particolarmente cruciali nel campo della cardiologia:

1. La complessità della cardiologia:
La cardiologia è un campo in costante evoluzione, con nuove ricerche, tecniche e trattamenti che emergono regolarmente. Avere una passione per la specialità può motivare i professionisti a rimanere aggiornati e a continuare a imparare nel corso della loro carriera.

2. La posta in gioco è alta:
Le malattie cardiache sono una delle principali cause di morte in tutto il mondo. La potenziale gravità delle malattie cardiache richiede che i professionisti non solo siano tecnicamente competenti, ma anche che abbiano un impegno profondo verso ogni singolo paziente.

3. Relazioni con i pazienti:
La relazione tra un paziente cardiopatico e il suo infermiere o medico è spesso a lungo termine. La passione e l'impegno aiutano a stabilire un rapporto solido basato sulla fiducia, che è essenziale per la cura e il benessere del paziente.

4. L'impatto emotivo:
Di fronte a situazioni spesso stressanti e a decisioni di vita o di morte, un profondo impegno nella professione aiuta i professionisti a superare questi momenti difficili e a fornire la migliore assistenza possibile.

5. Dinamiche di squadra :
La cardiologia è collaborativa. Lavorare con un team multidisciplinare richiede una comunicazione aperta e una dedizione condivisa alla cura del paziente. L'impegno personale rafforza l'unità e la collaborazione del team.

6. Etica medica :

La passione e l'impegno rafforzano l'etica medica, assicurando che ogni decisione sia presa nel migliore interesse del paziente.

7. Soddisfazione lavorativa :

La passione per il lavoro alimenta la motivazione quotidiana, fornendo una maggiore soddisfazione lavorativa nonostante le sfide incontrate.

In cardiologia, come in molti altri campi medici, la tecnica e la conoscenza sono fondamentali. Tuttavia, senza passione e impegno, è difficile raggiungere l'eccellenza, stabilire legami profondi con i pazienti o rimanere motivati di fronte a sfide costanti. Queste qualità intangibili sono spesso i pilastri che sostengono gli operatori sanitari nel corso della loro carriera, aiutandoli a fare una differenza significativa nella vita dei loro pazienti.

GLOSSARIO DEI TERMINI MEDICI.

Un glossario dei termini medici in cardiologia sarebbe un'aggiunta preziosa per i lettori, in particolare per coloro che sono nuovi del settore. Quello che segue è un elenco non esaustivo di alcuni termini medici comuni in cardiologia e delle loro definizioni:

- **Aritmia:** disturbo del normale ritmo cardiaco, sia esso troppo veloce, troppo lento o irregolare.
- **Angiografia:** esame a raggi X delle arterie dopo l'iniezione di un prodotto di contrasto per visualizzare eventuali ostruzioni o anomalie.
- **Angioplastica:** tecnica utilizzata per dilatare un'arteria bloccata utilizzando un palloncino.
- **Anticoagulante :** Farmaco che impedisce la coagulazione del sangue, riducendo il rischio di trombosi.
- **Aterosclerosi:** ispessimento e indurimento delle arterie dovuto alla formazione di placche ateromatose (depositi di grasso).
- **Cardiomiopatia:** malattia del muscolo cardiaco che influisce sulla capacità del cuore di pompare il sangue.
- **Defibrillatore:** dispositivo utilizzato per somministrare una scossa elettrica al cuore al fine di ripristinare un ritmo cardiaco normale.
- **ECG (Elettrocardiogramma) :** Registrazione dell'attività elettrica del cuore.
- **Ecocardiografia:** tecnica di imaging che utilizza gli ultrasuoni per visualizzare la struttura e la funzione del cuore.
- **Endocardite:** infiammazione del rivestimento interno del cuore, spesso dovuta a un'infezione.

- **Ipertensione:** pressione sanguigna anormalmente alta.
- **Infarto:** necrosi di una parte del muscolo cardiaco dovuta alla mancanza di apporto di ossigeno, generalmente causata da un'ostruzione di un'arteria coronarica.
- **Ischemia:** riduzione o cessazione del flusso sanguigno in una parte del corpo, spesso a causa di un'ostruzione arteriosa.
- **Miocardio:** muscolo cardiaco.
- **Pericardio:** membrana che circonda il cuore.
- **Stent :** Piccolo dispositivo tubolare utilizzato per mantenere aperta un'arteria dopo un'angioplastica.
- **Valvulopatia:** malattia che colpisce una o più valvole cardiache.
- **Vasodilatatore:** farmaco che dilata i vasi sanguigni, aumentando il flusso sanguigno.
- **Ventricolo:** una delle due grandi camere del cuore che pompa il sangue nella circolazione.

Questo glossario è solo un'introduzione ai molti termini utilizzati in cardiologia. Per un libro che vuole essere un riferimento completo sull'argomento, sarebbe necessario un elenco più esaustivo, che copra una gamma più ampia di termini, compresi quelli relativi alle nuove tecnologie e ai recenti progressi nel campo.

RISORSE AGGIUNTIVE :
LIBRI, SITI WEB,
ASSOCIAZIONI PROFESSIONALI.

Libri :
- **"Cardiologia for Dummies"**: una guida accessibile per i principianti che desiderano comprendere le basi della cardiologia.
- **"Oxford Handbook of Cardiology"**: un testo conciso che copre la maggior parte dei problemi cardiaci.
- **"Manuale di assistenza cardiologica"**: specificamente rivolto agli operatori sanitari e che copre le pratiche di assistenza attuali in cardiologia.

Siti web :
- Collegio Americano di Cardiologia (ACC): www.acc.org
  - Un sito di fama mondiale che offre risorse, linee guida e notizie sulla cardiologia.
- Società Europea di Cardiologia (ESC): www.escardio.org
  - Un'organizzazione professionale che offre risorse, conferenze e notizie per i cardiologi in Europa.
- **CardioSmart** : www.cardiosmart.org
  - Un sito gestito dall'ACC, che fornisce informazioni ai pazienti sulle malattie cardiache e sulla loro gestione.

Associazioni professionali :
- **Société Française de Cardiologie (SFC)**: per i professionisti francesi, la SFC offre risorse, conferenze e opportunità di formazione continua in cardiologia.
- **Canadian Cardiovascular Society (CCS)**: l'organizzazione nazionale dei cardiologi in Canada.

- **La Cardiac Society of Australia and New Zealand (CSANZ)**: L'organizzazione leader per i professionisti della cardiologia in Australia e Nuova Zelanda.
- **Società Internazionale di Cardiologia (ISC)**: organizzazione mondiale dedicata alla promozione della conoscenza e dell'assistenza nel campo della cardiologia.

Queste risorse rappresentano solo un esempio delle tante disponibili. Le consiglio vivamente di cercare e trovare risorse locali o specifiche per ogni regione, e di controllare regolarmente gli aggiornamenti e le nuove pubblicazioni.

www.ingramcontent.com/pod-product-compliance
Lightning Source LLC
Chambersburg PA
CBHW071053290526
45795CB00004B/1459